HISTOIRE

DE

L'ABBAYE DE SAINT-DENIS

ET DES

MAISONS

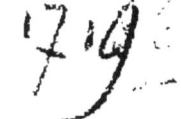

DE LA LÉGION D'HONNEUR

PAR

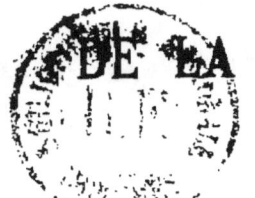

Jules DE VARAVILLE

*Ouvrage honoré d'une souscription
de la Grande Chancellerie de la Légion d'honneur*

PARIS

SOCIÉTÉ FRANÇAISE D'IMPRIMERIE ET DE LIBRAIRIE

(ANCIENNE LIBRAIRIE LECÈNE, OUDIN ET Cⁱᵉ)

15, RUE DE CLUNY, 15

1903

HISTOIRE

DE

L'ABBAYE DE SAINT-DENIS

ET DES

MAISONS

DE LA

LÉGION D'HONNEUR

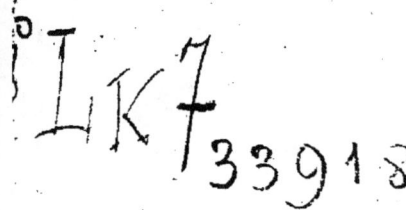

HISTOIRE

DE

L'ABBAYE DE SAINT-DENIS

ET DES

MAISONS

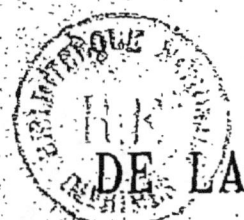

DE LA LÉGION D'HONNEUR

PAR

Jules DE VARAVILLE

Ouvrage honoré d'une souscription
de la Grande Chancellerie de la Légion d'honneur

PARIS

SOCIÉTÉ FRANÇAISE D'IMPRIMERIE ET DE LIBRAIRIE

(ANCIENNE MAISON LECÈNE, OUDIN ET Cⁱᵉ)

15, RUE DE CLUNY, 15

1903

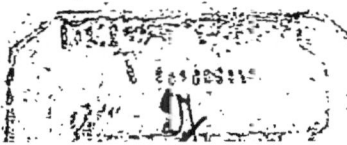

**

AUX SURINTENDANTES

DE LA LÉGION D'HONNEUR

AVERTISSEMENT DE L'AUTEUR

Pour ceux qui s'intéressent de près ou de loin aux institutions de la Légion d'honneur où sont élevées les filles des défenseurs de la patrie, et pour les anciennes élèves, nous avons réuni dans ce petit volume plusieurs documents puisés dans les manuscrits des anciens moines et dans les livres des auteurs modernes.

Nous citerons successivement les rois, les personnages, les grands visiteurs, en un mot ceux qui ont illustré ou aidé dans leur accroissement l'abbaye de Saint-Denis, le château d'Écouen et la maison des Loges. Nous commençons par saint Denis, Clovis et les premiers rois de France, sainte Geneviève, la douce patronne de Paris, Dagobert, saint Eloi, Charles Martel, Pépin le Bref, Charlemagne, Hugues Capet, l'abbé

Fulrad, le grand Suger qui firent des réformes importantes et furent les plus célèbres abbés. Du Guesclin, Philippe-Auguste, saint Louis, Bayard, *le Chevalier sans peur et sans reproche* ! Charles-Quint, dont la devise était : *Toujours plus oultre.*

François Ier et ses paroles si françaises et si chevaleresques à Pavie : *Tout est perdu, fors l'honneur* ! Henri II et la dynastie des Valois. Les Bourbons avec Henri IV, cet excellent roi très populaire, qui disait : *Paris vaut bien une messe* ! Les grands ministres comme le cardinal de Retz, le cardinal de Richelieu, *le roi Soleil*, Louis XIV, Turenne, Vauban, Bossuet, *l'Aigle de Meaux*, dont l'éloquence foudroyait cette cour qui commençait à s'affaiblir, par l'oraison funèbre de Madame Henriette Stuart, duchesse d'Orléans !

Louis XV, Louis XVI, qui paya de sa vie les débordements des précédents règnes !

Puis, la révolution, semblable à un torrent déchaîné renversant et détruisant tout sur son passage.

Les tombeaux de l'abbaye sont violés, les cendres des rois et des reines de tant de siècles enfouies dans une vaste fosse commune ! Les moines sont chassés, Le monastère sert de camp aux soldats de la République.

L'église devient un magasin général, il y a même un moulin ! ! . . . .

. . . .

. . . .

Enfin le calme renaît peu à peu, Napoléon Ier, au retour de ses victoires, songe à faire du monastère une maison d'éducation pour les filles de ses braves !

La Légion d'honneur est fondée.

Je ne puis passer sous silence le nom des surintendantes et supérieures générales qui ont dirigé les maisons d'éducation de la Légion d'honneur : Mmes Campan, l'éminente organisatrice, la baronne Dubouzet, première surintendante de Saint-Denis. La comtesse du Quengo, la comtesse de Bourgoing, la baronne Dannery, la baronne Daumesnil, ce nom sonne clair et rappelle un passé glorieux.

L'amirale Le Ray, si énergique au moment de l'invasion des Prussiens en 1870 !

De nos jours Mme Ryckebusch dirige avec science et dévouement la maison de Saint-Denis.

A Écouen et aux Loges, les noms de Mmes de Lézeau, Daussy, de Saint-Stanislas, Halley, supérieures générales des plus remarquables, ne peuvent être oubliés, ainsi que ceux des intendantes depuis la laïcisation : Mmes Lemoine, Morin, Dufresne, Zeude, Vibert et en ce moment Mmes Eigenschenck et Lebon qui consacrent leur intelligence et leur dévouement aux élèves qui leur sont confiées.

Jules DE VARAVILLE.

SAINT-DENIS

ET

LES MAISONS DE LA LÉGION D'HONNEUR

CHAPITRE Ier

Le martyre de saint Denis, saint Rustique et saint Eleuthère. — Catulle. — Clovis Ier. — Sainte Geneviève. — La première église. — Inhumation fils d'un de Chilpéric. — Dodon, premier abbé. — Science des moines. — Clotaire II. — Dagobert Ier en 629 fonde l'abbaye. — Saint Eloi orne le tombeau de saint Denis. — Dons de Dagobert. Ses funérailles. — Clovis II. — Privilège d'exemption donné par saint Landry, évêque de Paris. Psalmodie perpétuelle des religieux. — Clovis II prend un os dans le tombeau de saint Denis.

Qui de nous n'a pas entendu raconter dans son enfance le martyre de saint Denis et de ses deux compagnons saint Rustique et saint Eleuthère, surtout, détail frappant pour notre jeune imagination d'alors, saint Denis rapportant sa tête entre ses mains après la décollation, à l'endroit qu'il choisissait pour sa sépulture !.....

Commençons donc par l'histoire de saint Denis qui a tant éveillé notre curiosité.

D'après les plus anciennes chroniques, saint Denis était de race illustre. Il naquit à Athènes et y professa la philosophie. Etant à Héliopolis il aperçut l'éclipse au temps de la Passion de Notre-Seigneur Jésus-Christ. Peu de temps après, il revint à Athènes où saint Paul le convertit et le baptisa.

Au bout de quelques années, il avait fait tellement de progrès en science et en vertus qu'il fut créé évêque d'Athènes. Il se mit alors à prêcher et à convertir, mais la ville était trop restreinte pour son zèle, il parcourut les provinces et alla à Rome. Saint Clément, qui était pape, l'envoya en Gaule porter les lumières de l'Evangile, il vint à Paris et convertit beaucoup de monde.

L'empereur Domitien s'en émut et fit déclarer une persécution contre les chrétiens. Le préfet Fescennius qui était en Gaule prit à Paris saint Denis, Rustique archiprêtre et Eleuthère archidiacre. Ils furent condamnés aux plus affreux supplices. Saint Denis surtout, qui avait été en butte à toutes les atrocités, ayant survécu, fut remis en prison. Pendant sa captivité, le Christ lui apparut et lui donna la communion.

Saint Denis et ses deux compagnons, conduits sur le mont de Mercure, aujourd'hui Montmartre, furent décapités devant la statue d'une idole. La tradition veut que le corps de saint Denis se soit relevé et ait porté sa tête entouré d'une légion d'anges au lieu de sa sépulture.

Une veuve nommée Catulle fit enterrer les trois martyrs dans son champ et dans la suite leur éleva un tombeau où plusieurs miracles s'accomplirent. Puis les chrétiens bâtirent une magnifique église.

Saint Denis avait 90 ans lorsqu'il souffrit le martyre, nous rapporte l'abbé Hilduin dans ses *Aréopagitiques* (1).

Pendant le règne de Constantin, les Gaules jouirent de quelque repos et la religion chrétienne s'établit partout. Mais aussitôt qu'il fut mort, les luttes recommencèrent. Les Francs joints aux Allemands et Saxons pénétrèrent dans les Gaules, dont Constantin avait toujours défendu l'entrée.

Les Francs, qui étaient encore attachés au culte des idoles, pillaient et brûlaient les temples des chrétiens. La conversion de Clovis produisit un grand effet et ramena les esprits. Plusieurs de ses compagnons voulurent à son exemple recevoir le baptême de saint Remy.

Saint Grégoire de Tours racontant les conversions et le baptême de Clovis, dont il tenait les détails de la bouche des fils du roi franc, (2) s'exprime ainsi :

« Le roi demanda le premier le baptême au « pontife. Nouveau Constantin, il s'avance vers

(1) Publiées à Cologne.
(2) M. Th. Barthélemy.

« le bain qui doit guérir en lui la vieille lèpre et
« laver dans une eau nouvelle les taches qui
« souillaient sa vie passée. Comme il était entré
« pour recevoir le baptême, le saint de Dieu
« commença de sa bouche éloquente en disant :
« *Fléchis le cou, Sicambre adouci, adore ce que tu*
« *brûlais, brûle ce que tu adorais* (1) ! *Mitis, depone*
« *colla, Sicamber !* » dit le texte latin.

La traduction de cette parole que nous venons
d'emprunter à M. H. Bordier (traduction nouvelle de l'*Histoire ecclésiastique des Francs,* par
saint Grégoire) semble la meilleure et la plus
exacte.

Voici comment les divers historiens ont rendu
ces mots : le Père Daniel, dans son *Histoire de
France* (1755) : « *Humiliez-vous, prince, sous la
toute-puissante main du maître de l'Univers* » ; Bail-
let, dans sa *Vie des Saints :* « *Abaissez ici votre fier-
té, ô Sicambre, et pliez le cou sous le joug de Dieu.* »

Godescard (*Vie des Pères,* 1ᵉʳ octobre : saint
Remy) : « *Humiliez-vous, ô Sicambre !* »

Viallon, dans *Clovis le Grand :* « *Sicambre,
baisse la tête et humilie ton cœur.* »

A notre époque, Michelet a traduit dans son *Histoire de France :* « *Sicambre, baisse docilement
la tête* », et Henri Martin dans son *Histoire de
France :* « *Adoucis-toi, Sicambre, et courbe la tête.*»

(1) *Historiæ ecclesiasticæ Francorum,* lib. II, cap. XXXI.

L'honneur de la vraie traduction paraît revenir à M. Bordier.

Sous un règne aussi favorable à la religion, les Gaulois et les Français aidèrent le roi Clovis et sa femme sainte Clotilde à rebâtir d'anciennes églises.

A cette époque, sainte Geneviève, la douce patronne de Paris, qui était déjà en grande vénération, avait eu le projet de faire construire une nouvelle église sur le tombeau de saint Denis, la première ayant été brûlée et détruite, mais les fonds n'étant pas assez importants on dut faire appel à la générosité des Parisiens et le nouveau sanctuaire fut bâti.

Il devint désormais un lieu de pèlerinage, et il s'opérait de grands miracles sur le tombeau des martyrs.

Après la mort de Clovis, ses enfants se partagèrent le royaume, qui fut ensuite réuni sous Clotaire, puis de nouveau divisé entre ses quatre fils : Caribert eut Paris, Gontran Orléans, Sigebert l'Austrasie, Chilpéric Soissons.

Caribert étant mort après trois ans de règne, ses frères mirent en partage le royaume, mais la division se fit entre eux. Sigebert, à la tête d'une armée considérable, se dirigea sur Paris ; le roi Gontran s'interposa comme médiateur entre ses frères, mais les soldats étrangers, qui espéraient avoir une grande part de butin, s'insurgèrent et pillèrent l'église de Saint-Denis.

Cependant la France avait bien changé de face
depuis la mort de Sigebert, que Frédégonde avait
fait assassiner à Vitry (1). Chilpéric voyait son
royaume s'accroître par ses nouvelles acquisitions,
mais comme elles étaient le fruit d'un crime, elles
ne lui profitèrent pas.

Il excita les murmures du peuple par sa mauvaise administration, il l'accabla d'impôts ; la famine, les maladies arrivèrent, la peste se déclara,
les deux fils de Chilpéric et de Frédégonde en furent
atteints et moururent. L'église de Saint-Denis étant
la plus importante fut choisie pour servir de sépulture au plus jeune des princes. C'est de cette
époque que date l'inhumation des rois de France
et princes du sang dans la basilique de Saint-
Denis.

Sous Clotaire II on découvrit une communauté de religieux qui desservaient l'église de
Saint-Denis. Dodon en était abbé. Une personne
fort riche nommée Théodétrude avait légué à l'abbaye trois terres considérables, à la condition que
son nom serait écrit dans le *Livre de vie,* car elle
voulait avoir son tombeau dans l'église où étaient
les restes de saint Denis en l'honneur duquel elle
avait fait ce présent. Dans ce livre étaient inscrits
tous les donateurs défunts et on prononçait à
haute voix leurs noms à la messe, comme cela se

(1) Dom Michel Félibien, *Histoire de l'abbaye de Saint-
Denis.*

fait encore de nos jours dans certaines provinces. Ce pieux exemple fut suivi par un riche négociant nommé Jean, qui donna aux religieux un grand nombre de terres, etc.

L'abbé Dodon en demanda la continuation à Clotaire II et fit expédier une charte en papier d'Egypte telle que s'en servaient les premiers rois (1).

Les moines de Saint-Denis étaient à citer pour leur piété, leur érudition, leur charité; ils travaillaient aussi la terre. Une de leurs grandes qualités était l'obéissance, sans laquelle un grand ordre soit religieux, soit civil, ne peut être durable. Pas plus qu'en famille, sans l'obéissance dès le début de la vie au père et à la mère, aucune maison sérieuse ne peut s'établir.

Dagobert Ier, en 629, après avoir réuni la Neustrie, la Bourgogne à l'Austrasie, s'occupa de renouveler l'église de Saint-Denis. Il y fit faire des travaux magnifiques ; les marbres les plus rares, les étoffes les plus précieuses furent employés à l'intérieur du monument. Il fit construire un magnifique tombeau sur la sépulture du martyr et saint Eloi fut chargé de la direction.

D'après saint Ouen, auteur contemporain qui l'a transmis, l'or et les pierres les plus précieuses brillaient de toutes parts. Ce tombeau était con-

(1) Voir aux notes et pièces justificatives.

struit avec un petit dôme élevé de colonnes. L'autel qui se trouvait devant était revêtu d'une boiserie couverte de feuilles d'or, d'où sortaient quantité de petites pommes de même métal entremêlées de perles. Cette magnificence d'ornements ne se trouvait dans aucune autre église.

Saint Eloi fit encore par ordre de Dagobert une splendide croix en or dont la ciselure était tellement fine qu'on n'en avait encore vu de pareille ! Un tronc d'argent fut posé près de l'autel et tous les ans le roi y déposait une généreuse offrande. Tout ce qui devait servir au culte en riches ornements, flambeaux, vases, etc., avait été donné à l'église par Dagobert. L'abbaye des moines profita aussi de ses largesses ; elle fut agrandie, on éleva un cloître et le roi fit plusieurs dons pour que la communauté fût plus nombreuse.

Le vénérable abbé Chunaud avait succédé à Dodon. Pendant ce temps, Dagobert fit présent d'Ecouen (1) avec toutes ses dépendances au clergé de Saint-Denis.

Etant à Epinay, il devint fort malade, et comprenant qu'il allait mourir, il fit demander Ega, son maire du palais de Neustrie, et lui recommanda sa femme Nanthilde et son fils Clovis II. Il consola ses courtisans qui avaient grande peine. Il disait que si en santé il fallait sans cesse s'occuper de la

(1) Voir chapitre xiv, le château d'Ecouen.

crainte des jugements de Dieu, à la mort la crainte devait faire place à la confiance (1).

Dagobert fut enterré avec une grande pompe dans l'église de Saint-Denis pour laquelle il avait une si grande prédilection. Saint Ouen, qui avait été son chancelier, dit qu'aux qualités du cœur et de l'esprit il joignait la beauté du corps et du visage ; sachant se faire respecter, il brisait ceux qui lui résistaient.

Pendant de longues années, un service fut célébré tous les ans à l'abbaye à sa mémoire. On faisait venir treize pauvres le cierge à la main, on les habillait de neuf, et les moines les servaient dans leur réfectoire après la grand'messe en souvenir de leur royal bienfaiteur (2).

Après la mort du roi, la France fut divisée entre ses deux fils. Sigebert avait déjà l'Austrasie et Clovis II la Neustrie et la Bourgogne. Ces deux princes étant trop jeunes pour régner, ce furent les maires du palais qui prirent les rênes de l'Etat, et de cette époque commence leur grande influence.

La reine Nanthilde s'occupa cependant beaucoup des affaires du royaume. Elle continua de

Dom Michel Félibien.
Dagobert avait fait apporter des différents lieux de leur sépulture les restes de saint Hilaire de Poitiers, saint Firmin d'Amiens, saint Saturnin de Toulouse, saint Patrocle, saint Romain. Ils avaient été déposés à l'abbaye.

protéger l'abbaye et signa avec Clovis II la charte confirmant la donation de la terre des Crony que Dagobert avait faite à l'église. Nanthilde mourut en 621 et fut inhumée dans le tombeau de Dagobert son époux dans l'église de Saint-Denis. Son fils Clovis II allait régner sous la conduite d'Erchinoald, maire du palais, Ega étant mort.

Tout en protégeant l'abbaye, Clovis crut devoir faire ôter tout l'argent dont son père avait fait couvrir le tombeau de saint Denis. Une famine extrême désolait et décimait les pauvres ; Clovis leur distribua cet argent et veilla à ce que tous eussent du pain. Il fut très approuvé par Aigulfe, qui dirigeait alors l'abbaye.

Saint Landry était évêque de Paris et par conséquent l'abbaye dépendait de sa juridiction. Clovis II lui demanda l'affranchissement, par le privilège d'exemption. Et pour rendre ce privilège plus authentique, le roi fit réunir les évêques à Clichy, l'une des maisons royales. Tous applaudirent à ce sentiment de piété qui avait inspiré Clovis II. La charte par laquelle aucun évêque n'avait plus autorité sur Saint-Denis fut signée.

Le roi, en donnant le repos à ses moines, exigea comme une marque de leur gratitude qu'ils rétablissent dans leur église l'usage de la psalmodie perpétuelle qu'ils n'avaient abandonnée que par la bonté de leur abbé Aigulfe, trouvant l'ordinaire de leurs prières et occupations trop chargé. Ils reprirent donc cette psalmodie, qui bientôt fut de nouveau abolie.

Dom Félibien raconte que Clovis ayant pris un os de saint Denis pour mettre dans son oratoire, il fut comme frappé de démence ; cette action fut mal jugée par les contemporains. Aujourd'hui on comprend que cet acte avait été inspiré par une grande piété. Lorsqu'il mourut, il fut inhumé dans l'église de Saint-Denis.

L'abbé Vandebert était déjà à la tête des Bénédictins.

CHAPITRE II

Clotaire III étant trop jeune pour régner, la régence fut donnée à la reine Bathilde sa mère, et Erchinoald fut maire du palais.

Le dévouement de Bathilde à la religion chrétienne lui fit fonder plusieurs abbayes et monastères. Elle donna de grands privilèges aux moines de Saint-Denis pour les exhorter à la piété et à l'accomplissement de la règle.

L'abbé Vandebert ayant demandé la confirmation de terres données à l'abbaye par Dagobert, eut des difficultés avec Bercaire, évêque du Mans ; de là procès. Chadoald, maire du palais, donna raison aux religieux de Saint-Denis. Cette décision fut discutée et un second arrêt y mit fin.

Le règne de Clotaire III ne fut pas de longue

durée ; une mauvaise fièvre l'enleva en pleine jeunesse ; son corps fut inhumé à Chelles.

Clotaire III mort, Ebroïn, qui était maire du palais, mit sur le trône Thierry III, avec défense aux seigneurs de Neustrie de venir saluer le nouveau roi s'ils n'étaient appelés. Les grands, furieux, voulurent déposséder Thierry de son trône, Ebroïn de sa mairie. Ils demandèrent à Childéric, qui régnait en Austrasie, de venir prendre les Etats de son frère. Childéric s'empressa d'accourir ; il se mit à la tête d'une armée et Thierry et Ebroïn tombèrent en son pouvoir.

Quelques seigneurs avaient déjà fait raser Thierry. Childéric l'ayant fait venir en sa présence et le voyant en cet état, lui demanda où il désirait être conduit. Thierry lui répondit qu'il ne tarderait pas à être vengé, mais qu'en attendant il désirait être conduit à l'abbaye de Saint-Denis, au milieu des moines, sous la surveillance de l'abbé.

Il y resta plus de trois ans. Les seigneurs de Neustrie ayant fait assassiner Childéric par Bodille, Thierry remonta sur le trône. Ebroïn s'échappa du cloître où il était enfermé, se mit à la tête des mécontents et à force d'artifices parvint à reprendre sa place, ce qui fut si fâcheux pour la France !

Thierry ne fut pas ingrat pour l'abbaye qui lui avait donné asile. Il octroya au diacre Chainon trois terres en Brie, Sancy, Monceau et Aulnoy.

Lorsqu'il mourut, son corps fut inhumé à Saint-Vast d'Arras.

Clovis III, son fils aîné, lui succéda. Pépin, qui était protégé par les évêques et la cour, continua à être maire du palais ; mais Clovis ne vécut pas longtemps ; son frère Childebert III lui succéda. Semblable à ses prédécesseurs, il affectionna l'abbaye de Saint-Denis et l'enrichit de ses bienfaits.

L'abbé Chainon reçut une terre considérable dans le Berri, une autre terre près de Beauvais.

L'abbaye fit une grande perte à sa mort. Ce fut l'abbé Dalfin qui lui succéda. Ce dernier eut une part des libéralités de Childebert, qui lui donna la terre de Solesme avec l'église Saint-Martin.

Dagobert III, fils de Childebert, et Chilpéric II qui lui succéda, continuèrent leurs libéralités aux abbés de Saint-Denis. Chillard ou Hellard dirigeait l'abbaye.

Chilpéric était le seul des fils de Childéric qui eût échappé aux fureurs de Bodille, il avait été élevé dans un monastère et avait reçu la tonsure. Ensuite il avait laissé croître ses cheveux, de sorte qu'à la mort du jeune Dagobert les seigneurs de Neustrie le choisirent pour roi. A peine sur le trône, les partis de Plectrude et de Charles Martel, qui tous deux voulaient usurper le trône de Neustrie, attaquèrent Chilpéric et mirent son armée en fuite. Quelques semaines après une seconde bataille, le roi donna à l'abbaye, gouvernée par Turnoald, la forêt de Rouvray et la maison du vieux Clichy. Turnoald avait été évêque de Paris, et lorsqu'il se démit de cette fonction entra à l'abbaye. Les abbés Hugues et Berthoald lui succédèrent, ensuite vint Godobaud.

Ce dernier était né en Brabant, il avait été un des complices du comte Dodon pour assassiner saint Lambert. Dieu l'en punit, il devint boiteux ; ce châtiment, bien minime pour un tel crime, lui ouvrit les yeux : il alla faire pénitence aux lieux saints, revint à Rouen et ensuite à Saint-Denis ; là, il fut guéri d'une façon miraculeuse, et en reconnaissance il résolut de se consacrer à Dieu. Son repentir, sa piété furent si édifiants qu'après quelques années de séjour dans le cloître et sur la recommandation de Charles Martel il fut nommé abbé ; il administra pendant vingt-cinq ans avec sagesse et prudence.

Après la mort de Thierry IV, qui fut enterré à Saint-Denis, Charles Martel gouverna toute la France et ne signa jamais les décrets que comme maire du palais.

Il y avait à cette époque à l'abbaye un moine nommé Sigobert qui, ne trouvant pas pour son zèle la règle des moines encore assez sévère, s'était fait *reclus*, comme l'on disait alors ; il avait une cellule dans les jardins du monastère et un petit coin de terre pour cultiver ; il vivait du travail de ses mains. Avec la permission de l'abbé, il était séparé du reste des autres bénédictins. Le silence et la solitude n'avaient point obscurci le mérite de Sigobert et Charles Martel l'employa en diverses négociations.

Cependant Charles Martel, fatigué d'un gouvernement de vingt-cinq ans et sachant qu'il était fort malade, vint à l'abbaye et fit ses dévotions au tombeau de saint Denis.

Il choisit le lieu de sa sépulture dans l'église et y fit de grands dons. Après sa mort, il y eut un interrègne de deux ans. Carloman, très dévoué pour les biens de l'Eglise, fit assembler deux conciles, l'un en Germanie, l'autre à Septines. Celui de Germanie ordonna que les moines et les religieuses qui vivaient dans les monastères se conformeraient à la règle de saint Benoît, de même l'année suivante pour les abbés.

Le vénérable Amalbert succéda à l'abbé Godobaud, ensuite Fulrad (1), qui restera un des plus célèbres.

(1) Fulrad, abbé de Saint-Denis, né au commencement du viiie siècle aux environs de Colmar, mort en 784. Il prit une part active à la révolution qui renversa la dynastie mérovingienne, contribua à l'élévation de Pépin, qui le chargea d'aller consulter le pape Zacharie sur la légitimité de ses droits au trône, puis d'aller offrir à Etienne III la Pentapole et l'exarchat de Ravenne ; en récompense de ses services, obtint de grands honneurs, ainsi que des privilèges pour son abbaye. Il fonda en Alsace les prieurés de Saint-Hippolyte et de Liepvre.

Il eut de hautes positions pour le bien de l'Eglise et de l'Etat ; il ne se laissa pas éblouir par toutes ces faveurs et fut d'une piété éminente.

Plusieurs dons de terre faits à l'abbaye avaient été usurpés, il en voulut la restitution. Pendant ce temps, le peuple nomma roi Pépin, maire du palais, et Chidéric III fut dépossédé et envoyé au monastère de Saint-Bertin, où il mourut deux ans après.

Aussitôt au pouvoir, Pépin protégea l'abbaye de Saint-Denis et défendit avec fermeté les intérêts de ses moines. Gérard, comte de Paris, faisait valoir ses droits sur la foire de Saint-Denis, sous prétexte que les religieux avaient permis autrefois à Soanachilde et à Gairefroy, comtes de Paris, de prendre quatre deniers par tête sur les marchands. L'abbé Fulrad présenta les titres d'érection de la foire établis par Dagobert et confirmés par ses successeurs.

Le roi Pépin ayant fait examiner toutes les pièces, se décida en faveur de l'abbaye et défendit à quiconque d'exercer une juridiction ou de prélever un impôt sur la foire. Ceci fut déclaré par une charte.

Le roi Pépin ayant été sollicité par le pape Etienne III, qui craignait de tomber sous la domination des Lombards, le pape résolut de venir en France et se rendit à l'abbaye de Saint-Denis. Pépin, qui n'avait pu venir au-devant de lui, dépêcha l'abbé Fulrad et le duc de Rothar ; ensuite ils conduisirent le pape à Pontyon où Pépin le reçut.

On était très heureux en France de recevoir le pape, car aucun n'était venu. Il passa l'hiver à l'abbaye de Saint-Denis que le roi lui avait assignée comme séjour. Les religieux furent très honorés de recevoir ce pape, qui leur donna l'exemple de la plus grande piété. Il en fut récompensé par un miracle.

Ayant été malade à la mort, Etienne se fit porter à côté du tombeau de saint Denis, et ayant eu une vision il se releva complètement guéri.

Peu de temps après, Pépin ayant résolu la guerre avec l'Italie, le pape Etienne ne voulut pas quitter la France sans avoir accordé de grandes prérogatives aux religieux. Il laissa sur l'autel qu'il avait consacré son *pallium* et les clefs de Saint-Pierre (1). — Le pape partit avec Pépin. Ce dernier, avec peu de troupes, livra bataille, repoussa l'ennemi et obligea Astolphe à demander la paix.

Astolphe avait promis de rendre Ravenne et d'autres terres. Fulrad à plusieurs reprises fut l'ambassadeur de Pépin et servit aussi le Saint-Siège avec le plus grand dévouement. Etienne III accorda de nombreux privilèges à Fulrad.

Pépin, après plusieurs dons à l'abbaye, fut pris d'une fièvre lente, une hydropisie se déclara et il sentit qu'il devait se préparer à la mort.

(1) Ces clefs étaient d'or et l'on y enfermait de la limaille des chaînes de saint Pierre et saint Paul.

Selon son désir, il fut inhumé au parvis de l'église et ne voulut pour épitaphe que ces mots : *Pipinus Rex Pater Caroli Magni.*

Ce prince, bien que n'étant pas né sur le trône, fut un prince sage, bon et juste ; il mérita d'être le premier des siens à porter la couronne de France.

Charles et Carloman rendirent les derniers devoirs à leur père et ensuite furent sacrés. Mais la couronne resta bientôt à un seul, Carloman étant mort au bout de quatre ans de règne. Aussitôt que les cérémonies de ses funérailles furent terminées, les seigneurs et le clergé vinrent présenter leurs hommages au nouveau roi Charles. L'abbé Fulrad tint à y venir aussi. Celui-ci, qui avait rétabli les affaires d'Italie sous le précédent règne, vit renaître les querelles entre le pape Adrien et Didier.

Charlemagne partit aussitôt pour l'Italie et fit offrir à Didier quatre mille sols d'or s'il voulait rendre ce qu'il avait pris au pape. Didier ayant refusé, le roi mit son armée en pièces.

Pendant le siège de Pavie, le roi laissa son armée et alla à Rome où il fut reçu par le pape comme un libérateur. Charlemagne confirma au pape les donations que lui avait faites Pépin. Quant à Didier, il l'envoya à l'abbaye de Saint-Denis, où l'on croit qu'il se fit religieux. Avec lui finit la domination des Lombards.

L'abbé Fulrad fit hâter la reconstruction de l'église de Saint-Denis dont il était si fier. Charlemagne fut présent, avec une pompe magnifique, à la cérémonie de la dédicace.

Vers la même époque, Autbert, un des officiers de la reine Berthe, mère du roi, fut guéri miraculeusement sur le tombeau de saint Denis. En 784, Fulrad mourut. Il a été l'abbé le plus important qu'on ait vu jusqu'alors. Apprécié de cinq papes, de trois rois et d'un grand nombre de personnages. Dans son testament, il léguait tous ses biens à l'abbaye de Saint-Denis.

L'abbé Maginaire succéda à l'abbé Fulrad ; il avait si bien profité des leçons de ce dernier et malgré sa jeunesse il était si remarquable, qu'on put lui confier les plus grands emplois. Son crédit à la cour de Rome lui fit obtenir une bulle d'Adrien Ier qui confirmait le privilège donné à l'abbé Fulrad d'avoir un évêque particulier à Saint-Denis.

Charlemagne ayant été à Rome, ramena des chantres, des maîtres de tous les genres et il donnait cette raison : « *Que ceux qui désirent plaire à Dieu par la régularité de leurs mœurs sachent aussi lui plaire par la correction de leur langage.* »

En 800, il fut couronné empereur d'Occident par le pape Léon III (1).

L'abbé Fardulfe succéda à l'abbé Maginaire ; ensuite vint l'abbé Valton. Celui-ci eut un disciple très savant en sciences ecclésiastiques et en astro-

_____

(1) Dom Félibien.

nomie nommé Dongal, qui était un reclus et qui
vivait dans une cellule près du monastère pour
être tout à fait isolé.

Pendant ce temps, l'empereur Charlemagne
mourut à Aix, et comme il n'avait rien ordonné
pour ses funérailles, on pensa qu'il fallait l'enterrer
dans la magnifique chapelle qu'il avait fait construire.

A quelques années de là, le célèbre Vétin ou
Guétin eut une vision dans laquelle un ange lui
fit voir plusieurs personnes brûlant pour leurs
péchés dans les flammes du purgatoire ; il y reconnut l'abbé Valton et Charlemagne. L'ange lui
dit que pour ce dernier il s'était laissé aller à quelques péchés, mais que grâce à ses bonnes actions il
serait bientôt hors de peine. Quant à l'abbé Valton,
on ne sait s'il brûle toujours !

« Louis le Débonnaire était venu déposer puis
reprendre les insignes impériaux dans la basilique,
et Régnier, chef des dévastateurs normands, s'y
était rendu en personne pour y prononcer des
engagements illusoires (1). »

Nous ne devons pas oublier de dire quelques
mots de la fondation du prieuré d'Argenteuil près
de Paris. Un nommé Hermenric et sa femme Mu-
mane le bâtirent avec ce qu'ils possédaient d'argent
et le joignirent à l'abbaye de Saint-Denis. Cette

_____

(1) *Saint-Denis, sa basilique, son monastère.* Félicie d'Ayzac.

union subsista jusqu'à ce que Théodrade, fille de Charlemagne, étant entrée en religion, son père lui donna le monastère d'Argenteuil dont elle fut supérieure. Cependant, pour ne pas entièrement faire tort à l'abbaye, cette princesse obtint de son frère Louis le Débonnaire et de son neveu Lothaire des lettres comme quoi après sa mort le monastère retournerait à l'abbaye. Ce qui n'arriva pas, et la communauté continua à rester en possession du monastère d'Argenteuil.

CHAPITRE III

L'abbé Hilduin. — Il écrit la vie de saint Denis. — Avantages qu'il procura à l'abbaye. — Charles le Chauve, abbé de Saint-Denis. — L'abbé Louis. — En 864, le monastère est pillé par les Normands. — Louis III et Carloman. — Eudes. — Robert, comte de Paris, abbé de Saint-Denis. — Saint Gérard. — L'abbé Hugues. — En 994, nouvelle réforme de Saint-Denis. — Hugues Capet y est inhumé. — En 1059, donation d'Edouard III, roi d'Angleterre. — Calomnie sur l'abbé Yves.

L'abbé Hilduin, qui avait succédé à l'abbé Valton, fit d'importantes réformes.

L'indiscipline fermentait parmi les moines, car il avait été remarqué que certains abbés ne donnaient pas assez de subsistance à leurs religieux. Hilduin partagea les biens de l'abbaye, une partie fut destinée à la nourriture des moines, l'autre pour l'entretien.

En 833, l'abbé Hilduin fonda la première chapelle dans l'église de Saint-Denis, sous l'invocation de la sainte Vierge, des Apôtres, de saint Jean-Baptiste, des martyrs. Puis l'abbé reçut l'ordre de Louis le Débonnaire de composer une vie de saint Denis. Il se mit donc à écrire ses *Aéropagitiques*, et il maintint malgré les oppositions que saint Denis avait été envoyé dans les Gaules par saint Clément.

« *Après quoi il invective contre ceux qui refuseront de reconnaître que saint Denis, premier évêque de Paris, soit l'Aéropagite et les déclare ennemis de la gloire de leur patrie* (1). »

Les avantages que procura Hilduin à l'abbaye furent immenses ; il lui fit faire des dotations et des échanges. A la mort de Louis le Débonnaire, il y eut des divisions intestines à cause de ses fils. Après la bataille de Fontenay qui eut lieu dans les environs d'Auxerre entre les quatre princes, la victoire resta à Charles, qui auparavant était venu faire ses prières au tombeau de saint Denis.

Après Hilduin, Louis, petit-fils de Charlemagne et son chancelier, lui succéda comme abbé de Saint-Denis ; il y resta vingt-cinq ans, s'occupant de son abbaye et de ses fonctions de chancelier de la cour. Le roi avait en lui la plus grande confiance.

En 864, les Normands recommencèrent leurs pillages et leurs brigandages, ils remontèrent la Seine et arrivèrent jusqu'à Saint-Denis. Ils pénétrèrent dans l'abbaye et la pillèrent de ses objets les plus précieux. Le roi, absent, n'avait pu s'y opposer ; mais on raconte que ceux des Normands qui avaient pris part à cette dévastation moururent enragés ou eurent des maladies. Pour se débarras-

---

(1) *Histoire de l'abbaye de Saint-Denis,* par Dom M. Félibien.

ser de ces barbares, le roi dut leur payer une
grosse somme d'argent. L'abbaye se trouva donc
privée d'une grande partie de ses trésors, souvenirs de plusieurs de nos rois !

Après la mort de l'abbé, Louis, se réserva l'administration de l'abbaye et fut élu par la communauté en 870. Il donna aux religieux la terre de
Chaource et deux églises, ainsi que le don des pro-
fits du marché qui se tenait à côté.

L'année 869, pendant l'absence du roi, la reine
Hermentrude vint à mourir. Elle fut inhumée à
Saint-Denis avec toute la pompe royale.

En 876, Charles le Chauve fut couronné empereur par le pape Jean VIII en l'église Saint-Pierre
à Rome, et revenu en France il célébra à Saint-
Denis les fêtes de Pâques.

Les Normands revinrent encore à Saint-Denis
et les religieux prirent les mêmes précautions
qu'à leur dernière descente. Ils transportèrent les
reliques dans la terre de Consevreux, entre Laon
et Reims, au monastère qui avait été donné à
Saint-Denis par Berthe, fille de Charlemagne.

À cette époque, l'empereur, qui venait de perdre
un enfant, alla en Italie, où le Pape le demandait
pour repousser les Sarrasins. Il était à peine arrivé
à Pavie, qu'ayant reçu la fausse nouvelle que
son neveu Carloman venait l'attaquer, dans son
empressement à retourner en France il tomba
malade et mourut à Brios près du mont Cenis. On

accusa son médecin de l'avoir empoisonné. Son corps était dans un tel état de putréfaction qu'il ne put être transporté à Saint-Denis que sept ans après. Il a été inhumé au milieu du chœur à l'abbaye, dont il fut un des plus généreux donateurs.

Goslin lui succéda comme abbé.

Louis III et Carloman sur le trône, mais l'un et l'autre se suivirent de près dans le tombeau et furent enterrés côté à côte dans l'abbaye.

Goslin fut nommé évêque de Paris. Carloman avait donné une grosse somme d'argent pour se retirer; mais ce dernier étant mort ils revinrent en plus grand nombre jusqu'aux portes de Paris. Goslin n'ayant pas voulu les laisser passer, ils en firent le siège.

Goslin avait auprès de lui l'abbé Ebles son neveu, le comte Eudes et Robert son frère.

Un jour, les Normands comblèrent un fossé avec les corps de leurs prisonniers. Goslin, qui avait vu ce spectacle du haut d'une tour où il était, implora d'une ardente prière la mère du Sauveur et aussitôt ayant lancé une flèche elle tua le meurtrier qui lui-même combla le fossé. Bourreau et victimes eurent le même sort. Mais Goslin n'eut pas la joie de voir le départ des Normands; accablé de fatigue il mourut pendant le siège.

L'abbé Ebles était nommé à l'abbaye; c'était plutôt un capitaine qu'un abbé et il se distingua pendant le siège. La peste qui se déclara à Paris

n'empêcha pas Ebles d'y rester et il y fit des pro-
diges de vaillance.

En 891, Ebles, qui était en Aquitaine, fut tué
d'un coup de pierre.

Après la mort d'Ebles, le roi Eudes dirigea
l'abbaye environ pendant cinq ans. Il mourut en
898 et fut inhumé à Saint-Denis.

Sous Charles le Simple, son successeur Robert,
comte de Paris, dirigeait l'abbaye. Le roi donna
des lettres aux religieux pour leur assurer des
terres. Charles résolut de s'entendre avec les Normands ; il promit à Rollon, s'il se faisait chrétien,
de lui donner sa fille Gisèle en mariage et tout le
pays entre l'Epte et la Bretagne.

La paix ayant été acceptée, le duc Rollon alla à
Rouen où il fut baptisé. Robert, abbé de Saint-Denis,
lui donna son nom. Après son baptême, le duc
Rollon fit pendant sept jours sept présents à des
églises différentes ; il restitua à Saint-Denis la terre
de Berneval.

L'abbaye commençait à reprendre sa tranquil-
lité. Saint Gérard vint y faire son noviciat. Il était
d'une des plus grandes familles du Pays-Bas et sa
grande piété faisait l'édification générale. En sortant de Saint-Denis, il devint abbé de Brogue, vers
1030. Par la suite, il demanda à être admis de nouveau dans la communauté de Saint-Denis. Les
religieux, ravis de ses progrès, le revêtirent de
l'habit monastique. Gérard donna à son abbaye

1***

tous ses biens de Lorraine. Il fut le réformateur de plusieurs monastères.

Sous Hugues, deux religieux de Saint-Denis furent élevés à la dignité épiscopale, Hugues, du nom de l'abbé, et l'autre Hildeman, qui devint archevêque de Sens. Hugues l'abbé mourut à Dourdan et fut ramené et inhumé à Saint-Denis. Hugues Capet, qui n'était encore que comte de Paris et duc de France, fut des premiers à contribuer au rétablissement du bon ordre dans les monastères de sa dépendance. Il en tenait plusieurs comme abbé, entre autres Saint-Denis et Saint-Germain-des-Prés, deux abbayes dont il avait pour ainsi dire hérité de ses pères (1) . . . .

. . . .

. . . .

Quelques années après, Vital, chargé du temporel de l'abbaye en qualité de prévôt, fut obligé de faire un voyage en Angleterre. Il alla trouver le roi Edgard dans la ville d'York pour se plaindre des exactions que Tagred, prévôt de la maison royale, avait exercées sur deux terres de la dépendance de Saint-Denis. Il marqua en détail les pertes que son monastère avait soutenues. Le roi à ce récit fut indigné de l'injustice de son officier. La chose n'en demeura pas là : il ordonna à Tagred de restituer tout ce qu'il avait pris, et sans Vital

(1) Dom Michel Félibien.

qui demanda sa grâce, il lui en eût coûté plus cher. Le roi fit dresser ensuite une ordonnance par laquelle il était défendu sous peine de mort d'attenter aux biens que les religieux de Saint-Denis possédaient en Angleterre : et pour une plus entière satisfaction, il envoya en France Tagred porter sa lettre sur le tombeau des saints martyrs avec ordre de demander des prières aux religieux pour sa personne royale. Tagred étant arrivé au monastère souscrivit la charte du roi en ces termes :

« *Moy, Tagred, par le commandement du roy Edgard, mon seigneur, j'ay apporté ici ce titre au tombeau des saints martyrs Denys, Rustique et Eleuthère pour y être conservé* (1). »

En 994, avait eu lieu la nouvelle réforme de Saint-Denis sous Hugues Capet ; il en avait chargé saint Mayeul, mais celui-ci mourut. On raconte une anecdote sur ce saint : un jour qu'il était allé rendre visite aux religieux de Saint-Denis, il se mit à lire la vie de saint Denis Aéropagite ; étant fatigué, le sommeil le prit, et pendant qu'il dormait, *la chandelle* (sic) se renversa sur le livre et acheva de se consumer sans que le livre fût brûlé ! Le saint en s'éveillant attribua ce fait à un miracle de Dieu.

Hugues Capet n'ayant plus saint Mayeul pour la réforme de Saint-Denis en chargea l'abbé Adilon.

Peu de temps après, mourut Hugues Capet, qui fut enterré à Saint-Denis avec tous les honneurs royaux. La reine Adélaïde suivit de près son mari dans la tombe ; elle avait fait rebâtir le monastère d'Argenteuil qu'elle avait mis à la règle de saint Benoît et avait donné à l'abbaye plusieurs ornements faits de ses mains.

Edouard III, roi d'Angleterre, fit une donation à l'abbaye qui consistait dans le don de la terre de Teinton, dans le comté d'Oxford.

Après Guillaume Ier, abbé de Saint-Denis, vint l'abbé Yves. Il eut beaucoup de chagrin de prendre possession de son abbaye au milieu de la malveillance et de la calomnie. Il était accusé d'avoir donné de l'argent pour favoriser son élection ! Ne pouvant faire cesser cette calomnie, il envoya à Rome un de ses religieux nommé Algise, pour le disculper auprès du pape Grégoire VII. Le pape revint un peu de la mauvaise impression qu'il avait eue tout d'abord, puis il écrivit à l'abbé Yves de se tenir prêt à paraître devant ses légats à la Saint-André, afin de se purger de ce dont il était accusé. Il lui dit aussi qu'il doit continuer à veiller sur les âmes dont il est chargé et que lorsqu'il viendra le trouver, il lui apporte un témoignage satisfaisant de lui et de ses religieux.

On a toujours pensé qu'Yves était innocent, car des papes tels que Grégoire VII, Victor III et Urbain II n'auraient pas laissé un abbé simoniaque à la tête d'une abbaye comme celle de Saint-Denis, si importante et si célèbre.

Peu d'événements remarquables se passèrent. Dom Félibien, véritable dictionnaire que nous consultons souvent comme ayant écrit l'histoire de l'abbaye la plus intéressante, nous dit que Guibert, abbé de Nogent, raconte que le roi d'Angleterre Guillaume le Conquérant avait fait élever à ses frais une haute tour joignant l'église de Saint-Denis ; mais l'ouvrage, mal construit, n'était pas encore achevé que l'on s'aperçut qu'il menaçait ruine. L'abbé Yves et ses religieux appréhendaient chaque jour qu'une partie de l'église n'en fût abîmée. La tour tomba, comme on l'avait prévu, mais l'église fut préservée de tout accident et un homme passa dans le moment même sans recevoir aucun mal, les pierres qui tombaient ayant formé autour de lui une espèce de voûte sous laquelle il se trouva à couvert. L'abbé Guibert attribue ce miracle à la bénédiction de la sainte Vierge qui apparut à l'abbé Yves dans une vision.

CHAPITRE IV

En l'an 1106, le pape Pascal II vint en France
pour demander des secours contre l'empereur
Henry. Le roi députa des seigneurs de la cour
pour le recevoir au prieuré de la Charité.

L'abbé Suger, qui commençait à avoir une
grande importance dans l'abbaye de Saint-Denis,
fut envoyé par l'abbé Adam auprès du pape et
l'assista à la dédicace de l'église de la Charité, dont
les ruines assez bien conservées subsistent encore
et sont dignes de fixer l'attention de l'amateur et
du touriste.

Suger avait parlé au pape, au nom de l'abbé
Adam, des plaintes que Galon, évêque de Paris,

avait faites au pape des droits que prenaient à tort les religieux de Saint-Denis de recevoir le saint Chrême et de faire ordonner les moines et les clercs par tels évêques qu'il leur plairait (1), etc. Mais le pape ayant entendu Suger lui donna pleinement raison contre l'évêque de Paris.

Puis le pape visita l'abbaye ; il fut reçu par l'abbé Adam et Suger. En lui montrant le trésor, on craignait qu'il ne désirât emporter quelques précieux objets ; loin de là, il se montra fort discret, ne voulant prendre que quelques reliques des saints martyrs, entre autres des vêtements de saint Denis sur le tombeau duquel il pria avec la plus grande ferveur. Ensuite le pape s'entretint avec le roi et son fils qui étaient venus le rejoindre.

Peu de temps après, Philippe Ier mourut ; il fut assisté par l'abbé Adam.

Louis VI succéda à son père dont le décès lui causa un profond chagrin ; il accompagna son corps jusqu'à l'église de Saint-Benoît-sur-Loire, Philippe n'ayant pas voulu par humilité être inhumé dans l'abbaye de Saint-Denis.

Louis VI se fit sacrer à Orléans par l'archevêque de Sens qu'il avait demandé exprès. Il continua ensuite à protéger l'abbaye à laquelle l'abbé Adam faisait avoir tous les avantages possibles.

(1) Lettre de Pascal II aux moines de Saint-Denis.

Il fit aussi présent aux chanoines de la collégiale de Saint - Paul établie à Saint - Denis d'une église de Saint-Pierre établie non loin de là. Il mit la clef sur l'autel en signe de donation; mais il fut spécifié que dans la nuit qui précédait la fête de saint Denis, les chanoines devaient venir en procession chanter matines devant les religieux. D'autres privilèges leur furent encore accordés par l'abbé Adam. Pendant le priorat de ce dernier, il entra au monastère un homme qui fut des plus célèbres, par sa science et par ses malheurs.

Abélard (1) était né en 1079 au Palais, petit village près de Nantes. Dès son jeune âge il eut les plus grandes aptitudes aux belles-lettres qu'il préféra à l'état militaire.

Tout cédait devant la vivacité de son esprit. Ce qui devenait un travail pénible pour ses camarades n'était qu'un jeu pour lui. Il s'arrêta de préférence à la philosophie scolastique qui était fort à la mode.

Aussi pour s'y livrer entièrement (2) il céda à ses frères son droit d'aînesse et les biens qui lui revenaient de sa famille. Abélard quitta la Bretagne et vint étudier à Paris, où il surpassa bientôt ses

(1) Abélard, Abailard ou Abeilard ; nous préférons la façon dont les religieux de Saint-Denis écrivaient ce nom: Abélard.
(2) Lettres, etc. etc., chez Théodore Desoer, rue Poupée, 7. 1814.

maîtres et naturellement se fit beaucoup d'ennemis. Personne n'osait entrer en lice avec lui.
Cependant, par égard pour ses adversaires, il quitta
Paris et vint s'installer à Melun ; il avait vingt-
deux ans.

Champeau, son ancien professeur, dont la jalousie
n'était pas éteinte, fit tout pour lui nuire et pour
l'empêcher d'ouvrir une école de philosophie.
Abélard l'emporta. Sur ces entrefaites, il tomba
gravement malade et dut rester deux ans au pays
natal. Ensuite il revint à Paris, où il parut encore
avec plus d'éclat. Champeau s'était fait moine.
Abélard fut bientôt seul à professer à Paris. Pendant ce temps, son père et sa mère s'étaient faits
religieux.

Il y avait déjà quatre ou cinq ans qu'Abélard
professait à Paris lorsqu'il entendit parler d'une
jeune fille de dix-sept ans d'une érudition très
élevée ; elle savait le grec, le latin et l'hébreu,
s'appelait Héloïse, du mot hébreu *heloi* qui signifie
divinité, et était nièce d'un chanoine de la cathédrale qui l'aimait comme un père. Dès qu'Abélard
vit Héloïse, il conçut une vive admiration pour
elle, pour son esprit et sa beauté. Il obtint de
Fulbert qu'il le prendrait en pension chez lui à
la condition d'instruire sa nièce. Fulbert, à son
retour de voyage, ayant appris qu'Abélard avait
conçu une vive tendresse pour Héloïse, l'obligea à
l'épouser, et furieux des sentiments de sa nièce, il

la rendit si malheureuse qu'Abélard l'enleva et la mit au prieuré d'Argenteuil où elle avait été élevée.

Fulbert, au comble de l'exaspération, se vengea d'une telle façon sur Abélard que celui-ci, au désespoir, se fit moine de Saint-Denis. Il fut reçu avec empressement à cause de son mérite et de sa réputation. Avant de prononcer ses vœux, il écrivit à Héloïse de faire de même. Elle suivit le conseil de celui qu'elle aimait tant et prononça aussi ses vœux avec un courage digne d'admiration !

Abélard mourut au monastère de Chalon-sur-Saône, son corps fut porté au Paraclet, dans le tombeau qu'Héloïse avait préparé pour leur commune sépulture. Plus tard, leurs cendres et leur tombeau ont été transportés au cimetière du Père-Lachaise à Paris (1).

L'abbé Adam étant mort en 1122, sa communauté se réunit pour élire un nouvel abbé de Saint-Denis ; tous les moines s'étaient trouvés d'accord pour nommer Suger, qui fut le plus remarquable. D'une naissance assez obscure, il avait été élevé dans des sentiments religieux et poussé vers les belles-lettres. On l'offrit à l'abbaye pour être moine dès l'âge de dix ans ! Dans la suite il devint ami de Louis, fils de Philippe, qui avait été mis à Saint-

(1) Les fiancés malheureux y portent des couronnes.

Denis pour achever ses études. Cette amitié fut l'origine des faveurs de Suger. Ainsi que nous l'avons vu, Suger avait déjà été envoyé en mission importante lorsque Adam était abbé. En 1106, il fut envoyé au concile de Poitiers, puis administra la terre de Berneval en Normandie que l'Angleterre tourmentait. Il fut nommé prévôt de Toury et fit preuve du plus grand génie pour le bien de l'Eglise.

Dès que Suger apprit ces événements en Italie où il avait été envoyé en mission auprès de Calixte II, il se hâta d'accourir à Saint-Denis, le roi le reçut. Aussitôt il fut ordonné prêtre par l'archevêque de Bourges, qui ensuite le bénit abbé.

Mais, l'année suivante, ayant contracté des engagements avec le Pape, il alla passer un mois à Rome, où il fut reçu avec tous les honneurs dus à son mérite.

L'empereur Henri V s'était réconcilié avec Calixte II ; mais après la mort de celui-ci, gardant rancune au roi de France de ce qu'il avait été excommunié à Reims, ville française, il résolut de se venger. Son idée secrète étant de prendre Reims, il assembla donc une assez forte armée.

De son côté, le roi de France alla prendre l'oriflamme ou enseigne de Saint-Denis sur l'autel en présence de l'abbé Suger. Cette oriflamme était en forme de bannière ancienne ou de *gonfanon* à trois pointes ou queues avec des hampes vertes sans franges d'or. Quelques-uns croyaient qu'on lui donnait ce nom « parce qu'il estoit d'une étoffe de soye de couleur d'or et de feu » et d'autres « parce qu'il estoit attaché à une lance dorée (1) ». Quoi qu'il en soit, cet étendard était regardé avec un singulier respect ; quelques auteurs ont voulu le faire passer comme un présent du ciel.

En sortant de Saint-Denis Louis, se mit en campagne et l'abbé Suger l'accompagna. Ils réunirent une armée d'environ soixante mille hommes. Cette grande armée entoura Reims : mais l'empereur ayant été prévenu n'eut garde de se montrer et s'éloigna de Reims. Quelques Français belliqueux voulaient faire la guerre quand même ; mais le roi et les religieux qui se trouvaient là leur montrèrent qu'ils n'avaient qu'à rendre grâces à Dieu de la fuite de l'empereur.

Des réformes de tous les genres furent faites à l'abbaye de Saint-Denis par Suger, d'abord vis-à-vis des moines dont l'obéissance avait un peu de relâchement, puis il rebâtit presque entièrement l'église. Il fit confectionner les plus riches chasubles. La charité de Suger était proverbiale, il n'employait son crédit que pour faire du bien et ne pensait qu'au ciel. Lorsque son heure fut venue, Suger était préparé depuis longtemps avec la plus grande piété.

(1) Dom Félibien.

Il mourut en prononçant les premiers mots du symbole, à l'âge de soixante-dix ans, en 1151. Les papes Calixte II, Honoré II, Innocent II et Eugène III avaient eu pour lui la plus grande considération.

Eudes II succéda à Suger, ensuite Eudes III, Guillaume II. Sous le priorat de ce dernier, Isabelle de Hainaut, femme de Philippe-Auguste, fut couronnée à Saint-Denis.

L'abbé Guillaume ayant appris que le roi voulait le remplacer donna sa démission d'abbé. D'accord avec la communauté, l'abbé Hugues V Foucault lui succéda.

Philippe-Auguste vint prendre l'oriflamme sur le tombeau des saints martyrs ; il reçut le bourdon et la panetière des mains de Guillaume, archevêque de Reims, et prit lui-même deux étendards où étaient les portraits des martyrs. Puis, ayant reçu la bénédiction avec le saint clou et la couronne d'épines, il partit pour la croisade d'abord à Vezelay.

Philippe remporta des succès en Palestine ; mais se sentant malade, il dut revenir et laissa une partie de ses troupes sous la conduite du duc de Bourgogne.

A son retour à Saint-Denis, plusieurs miracles eurent lieu sur le tombeau des martyrs, un enfant ressuscita.

En 1205, Philippe-Auguste reçut de Baudoin,

empereur de Constantinople, plusieurs reliques, entre autres un morceau de la vraie croix, des cheveux de Notre-Seigneur, de ses langes, de sa robe pourpre, une des épines de la couronne. Le bois sacré fut enchâssé dans une croix d'or enrichie de pierres précieuses, les autres reliques dans un reliquaire ; ceci fut remis par le roi à l'abbé Henri I, qui se rendit à l'abbaye.

Tous les religieux vinrent, vêtus de chapes de soie, en procession les chercher jusqu'au Lendit, et l'abbé Henri leur donna la bénédiction avec les saintes reliques. Elles furent portées ensuite sur le tombeau des martyrs.

Rigord, qui était religieux de Saint-Denis et chapelain de Philippe-Auguste, raconte la fameuse journée de Bouvines où le roi remporta une victoire signalée sur l'empereur Othon IV ; l'ardeur avec laquelle on combattit de part et d'autre fit balancer la victoire pendant quelque temps. Mais Philippe fut vainqueur et cette grande victoire assura le repos de la France contre ses ennemis et rendit le calme à l Eglise.

Philippe-Auguste mourut à Mantes le 14 juillet 1223. Il fut enterré à l'abbaye de Saint-Denis, suivant son désir.

Plus de vingt-cinq archevêques assistèrent aux obsèques de ce roi qui avait honoré la France par ses conquêtes. Ayant toujours eu une dévotion particulière à saint Denis, il légua à l'abbaye tous ses joyaux qui devaient être consacrés à l'achat de terres pour augmenter la communauté.

Louis VIII, fils et successeur de Philippe-Auguste, acheva l'œuvre de conquêtes commencée par son père, réduisit les Anglais qui se trouvaient encore en France, fut victorieux des Albigeois et mourut en 1226, à l'âge de quarante ans. Ce prince a laissé les meilleurs souvenirs de bonté, de justice et de piété. Il fut enterré auprès de son père.

L'abbaye avait pour abbé Eudes Clément depuis 1228 ; il avait succédé à Pierre d'Auteuil, qui avait obtenu du pape Grégoire IX plusieurs bulles et privilèges en faveur de ses religieux.

En 1223, il arriva un événement qui doit être cité :

Il était d'usage tous les ans de célébrer la dédicace de Saint-Denis ; des religieux faisaient baiser les reliques aux fidèles. Celui qui tenait le reliquaire renfermant le saint clou ne prit pas garde que celui-ci, peu solidement attaché, avait glissé à terre. Il fut ramassé par une femme nommée Ermengarde, qui le mit dans son corsage, pensant qu'il était d'or ou d'argent, et sortit. Le religieux continuait de présenter le reliquaire sans se douter de rien, lorsqu'il fut averti que le clou n'y était plus. Aussitôt l'alarme est donnée, on ferme les portes de l'église ; on ne trouve rien. L'abbé Eudes dépêcha un de ses religieux auprès du roi et de la reine qui furent très peinés. Louis fit publier un édit dans Paris pour faire savoir que celui qui rapporterait le saint clou aurait la vie sauve et cent livres d'argent.

Ermengarde, en sortant de Saint-Denis, avait donné le clou à son neveu Guillaume comme un simple clou qu'elle avait trouvé dans l'église de Saint-Denis. Ensuite Guillaume le donna à sa femme. Mais comme cette perte faisait déjà beaucoup de bruit, les époux Guillaume parlèrent de ce clou à leur curé. Celui-ci, au comble de la joie, prévint de suite l'abbé de Saint-Denis que le saint clou était retrouvé. On fit venir le religieux Dreux qui était tiers prieur; celui-ci reconnut la relique et revint à l'abbaye. Eudes alla de suite annoncer la nouvelle au roi et à la reine.

Le roi était à Notre-Dame ; mais en son absence la reine ordonna à Jean de Milly, Hugues d'Atiers, Renaud de Becour et d'autres seigneurs de se joindre à l'abbé Eudes qui rapportèrent en grande pompe le clou à l'abbaye, où il se fit quelques jours après une cérémonie au milieu d'un grand concours de peuple.

En 1241, le roi saint Louis, après une cession à lui faite par Baudoin, empereur de Constantinople, de la couronne d'épines de Notre-Seigneur et d'autres précieuses reliques, les avait fait déposer au couvent des religieux du bois de Vincennes ;

il les vint prendre avec toute sa cour pour les rapporter à Paris (1).

Peu après, Eudes fut nommé évêque de Rouen en remplacement de Pierre de Colmieu. Guillaume III lui succéda à Saint-Denis.

En 1248, saint Louis vint prendre l'oriflamme et l'écharpe des mains du cardinal Odon pour la croisade. Le lendemain, les deux reines le rejoignirent à Corbeil et il donna la régence à Blanche de Castille, sa mère.

Saint Louis revint après six ans environ à l'abbaye de Saint-Denis rendre grâces à Dieu et porta de riches présents.

En 1260, saint Louis eut la douleur de perdre son fils Louis, âgé de seize ans, qui donnait les plus grandes espérances. En sortant de Paris, son convoi alla à l'église de Saint-Denis ; le lendemain les religieux l'accompagnèrent et le roi Henry d'Angleterre qui se trouvait à l'abbaye voulut porter le cercueil sur ses épaules.

Peu après, saint Louis partit pour une nouvelle croisade. Qui n'en connait les détails, il est donc superflu de les donner ici. Après avoir pris Tunis, ce qui rendit la France si heureuse, saint Louis fut atteint de cette horrible maladie qui fit tant de rava-

(1) *Histoire du château de Vincennes,* par Jules de Varaville. Librairie Picard et Kaan. A figuré à l'Exposition universelle de 1900.

ges parmi ses troupes. Il eut un flux de sang qui
l'amena au tombeau. Sentant sa fin approcher, il se
fit étendre sur un lit de cendres en forme de croix.
Il reçut les derniers sacrements avec la plus grande
piété et prononça souvent le nom de saint Denis
qu'il avait en vénération.

Il expira le vingt-cinq août à l'âge de cinquante-
cinq ans.

CHAPITRE V

Philippe III le Hardi. — Funérailles de saint Louis. — L'abbé Mathieu achève le nouveau bâtiment commencé par Eudes Clément. — Mathieu de Vendôme. — Renaud. — Qualités pour être religieux de Saint-Denis. — Philippe IV le Bel. — Gilles. — Canonisation de saint Louis. — Louis X le Hutin. — Philippe VI de Valois. — Rescrit de Benoit XII à l'abbé de Saint-Denis — En 1358 l'abbaye est fortifiée. — Jean II le Bon. — Charles V. — Bertrand du Guesclin. — Succès des armées de France. — Mort de Jeanne de Bourbon. — Bienfaits de Charles V envers l'abbaye. — Funérailles de du Guesclin. — Mort de Charles V. — Charles VI lui succède.

Philippe, fils aîné de Louis IX, succéda à son père. Il envoya aussitôt Geoffroy de Beaulieu et Guillaume de Chartres pour aller en France préparer les funérailles et recommander à tous de prêter serment et d'obéir à l'abbé Mathieu avant son arrivée.

Le roi Philippe quitta l'Afrique le 20 novembre 1270. Il rapportait le corps de saint Louis qu'on avait fait bouillir dans de l'eau et du vin pour le conserver.

Les chairs et les intestins furent donnés au roi de Sicile qui les fit porter à l'abbaye de Montréal près de Palerme. Les os et le cœur furent entourés de parfums et mis dans une étoffe de soie et dé-

posés dans une caisse pour être portés à l'abbaye
de Saint-Denis. Le roi apporta ces précieux restes
à Paris le 21 mai 1271. Ils furent déposés dans
l'église de Notre-Dame où l'on chanta des psaumes toute la nuit.

Dès le lendemain matin, le convoi, suivi d'un
peuple nombreux, se dirigea vers Saint-Denis. Philippe donna un grand exemple de piété filiale : il
porta sur ses épaules le corps du roi son père. Les
religieux de Saint-Denis en chapes et un cierge à
la main allèrent au-devant du roi à une demi-lieue,
et ils accompagnèrent le corps jusqu'à l'église.
Il fut inhumé après grande cérémonie dans un
cercueil de pierre derrière la chapelle de la Trinité,
et bien que Louis IX ait mis dans son testament
qu'il ne voulait rien sur sa sépulture, Philippe lui
fit faire un tombeau magnifique.

Quatre ans après la mort de saint Louis, dans la
nuit du 1er septembre 1274, un voleur pénétra
dans l'église paroissiale de Saint-Gervais, brisa le
tabernacle, enleva le vase sacré qui renfermait le
Très Saint et l'emporta en fuyant du côté de Saint-
Denis où se tenaient jadis les foires. S'y croyant en
sûreté, il ouvrit la custode, sans doute pour se défaire de la sainte hostie. Mais aussitôt il la vit avec
terreur s'élever en l'air et voltiger autour de lui.

Ce prodige le fit découvrir par quelques passants
qui l'arrêtèrent, et l'on courut avertir l'abbé de
Saint-Denis, dont les religieux desservaient depuis

plusieurs siècles la basilique royale de ce nom.
L'abbé Mathieu, qui avait été régent du royaume
pendant la dernière croisade de saint Louis, fit prévenir immédiatement messire Etienne, évêque de
Paris.

Cependant l'hostie miraculeuse restait suspendue
en l'air, à la vue de tous. L'évêque de Paris, sur le
territoire duquel l'hostie avait été dérobée, reven-
diqua l'honneur de la reprendre, et il organisa aussitôt une procession très solennelle, où fut convoqué tout son clergé. De son côté, l'abbé de Saint-
Denis, à la tête de tous les religieux bénédictins du
monastère, se rendit processionnellement au champ
du Lendit, témoin du miracle ; il croyait que le prodige s'étant accompli sur le terrain de sa juridiction
abbatiale, c'était à l'abbaye de Saint-Denis et non
au diocèse de Paris qu'appartenait désormais le
gage sacré et miraculeux de la présence réelle (1).

Les deux processions se rencontrèrent donc au
Lendit, tous chantant avec grande ferveur des
psaumes et des hymnes en l'honneur du très Saint-
Sacrement.

La sainte hostie demeura suspendue en l'air, im-
mobile, jusqu'au moment où le clergé de Saint-
Gervais, défilant en son rang dans le champ du
Lendit, elle vint d'elle-même se placer entre les
mains du curé de cette paroisse, lequel l'avait con-

(1) Dom Félibien.

sacrée, et cela en présence et à la vue d'une infinité de peuple qui était accouru de toutes parts pour voir un événement si prodigieux. On rapporta donc en grande pompe l'hostie miraculeuse à l'église Saint-Gervais (1).

L'abbé Mathieu fit terminer le nouveau bâtiment de l'église de Saint-Denis qui avait été commencé par Eudes Clément.

Il fit enclore aussi le monastère de hautes murailles avec de petites tourelles. Ensuite l'abbé augmenta les possessions de l'abbaye.

En 1285, le pape Martin IV ayant fait prêcher une croisade contre le roi d'Aragon, Philippe III, qui devait en être le chef, vint prendre l'habit de pélerin à Saint-Denis et pria les martyrs. Il donna la régence du royaume à Mathieu de Vendôme.

Le roi s'empara du Roussillon, passa les Pyrénées, mais il fut atteint de la maladie qui se mit dans l'armée française et revint à Perpignan où il mourut. Son corps fut embaumé à la manière du temps (2).

---

(1) *La France au pied du Saint-Sacrement*, par Mgr de Ségur.

(2) La coutume de faire bouillir les corps morts pour les séparer par pièces, fut depuis condamnée comme barbare et inhumaine et proscrite sous peine d'excommunication *ipso facto* par le pape Boniface VIII ; son successeur, Benoît XI, permit néanmoins au roi Philippe le Bel de continuer cet usage à l'égard des princes et princesses de la famille royale, dont les corps ne pouvaient pas être facilement transportés au lieu de leur sépulture.

Vᵉ Spand. an 1299. n° 6.

Il légua à l'abbaye quarante livres de rente.

Philippe IV le Bel succéda à son père.

Peu après mourut l'abbé Mathieu de Vendôme : il laissa de grands regrets ; il avait gouverné l'abbaye pendant vingt-sept ans, et avait rétabli bien des règles de l'obéissance. Il refusa par grande modestie l'évêché d'Evreux et l'archevêché de Tours qui lui avaient été offerts.

Renaud succéda à Mathieu de Vendôme.

Cette année-là mourut la reine Marguerite de Provence, veuve de saint Louis. Le roi Philippe lui fit faire de superbes funérailles à l'abbaye, où son corps fut enterré à côté de celui de son époux sous une tombe plate en cuivre.

Le roi Philippe le Bel était en guerre avec l'Angleterre, et comme cette guerre fut très coûteuse, il obligea le clergé et le peuple de donner de l'argent. Quand le pape Boniface le sut, il défendit au clergé, sous peine d'excommunication, de rien payer sans l'autorisation du Saint-Siège.

Le roi en fut très blessé. Cependant, à sa plainte, le pape modifia son décret et permit de lever la dîme sur les revenus ecclésiastiques.

Boniface travaillait aussi à la canonisation de saint Louis ; mais depuis vingt-quatre ans les évêques s'en occupaient, il y avait eu dix papes, et l'instruction était toujours à recommencer ; le peuple, témoin de sa bonté et de sa sainteté, le canonisait depuis longtemps, et des miracles avaient été constatés. Enfin Boniface VIII lança la bulle de canonisation d'Orviéto le 11 août 1297.

Ce fut une grande joie pour la France.

Revenons à l'abbaye. L'abbé Renaud fit avant de mourir quelques réformes qu'il soumit au pape. Il ne devait être admis à l'abbaye aucun religieux qui ne fût né de légitime mariage, d'une condition honnête, ayant au moins dix-huit ans et instruit dans les lettres et les sciences.

Après Renaud, ce fut l'abbé Gilles de Pontoise qui la dirigea.

Vers cette époque mourut Philippe le Bel ; il recommanda à celui de ses fils qui devait lui succéder de protéger l'abbaye. Il avait quarante-six ans. Ses obsèques eurent lieu avec une grande pompe à Saint-Denis. Son cœur fut porté à Poissy chez les religieux de Saint-Dominique.

Louis X le Hutin lui succéda, mais son règne fut de courte durée ; il mourut, n'ayant pas vingt-cinq ans, au château de Vincennes (1).

Il a été inhumé à l'abbaye.

Philippe V le Long prit aussitôt le titre de roi comme le plus proche héritier de la couronne. Il continua à accorder sa protection aux religieux de Saint-Denis. Sa femme Jeanne de Bourgogne lui survécut pendant huit ans. Elle laissa par testa-

---

(1) *Histoire du château de Vincennes*, par Jules de Varaville.

ment à l'abbaye la couronne dont elle s'était servie au dîner le jour de son couronnement à Reims.

Gilles de Pontoise avait fait des cadeaux d'une grande richesse à l'abbaye : un saint ciboire en or entouré de pierres précieuses, une boîte en or pour le Saint-Sacrement, puis des ornements pour dire les offices. Il fit faire le bâtiment des infirmeries, car les moines en santé comme en maladie couchaient dans un même dortoir, ce qui était fort dangereux en temps d'épidémie.

Puis l'abbé Gilles fit écrire par un de ses religieux nommé Yves la vie de saint Denis pour prouver qu'il était *aréopagite*. Guy de Castries succéda à Gilles de Pontoise.

Le roi de France Charles IV le Bel mourut quelque temps après ; Philippe VI de Valois monta sur le trône. Avant d'entrer à Paris, il voulut visiter les tombeaux des martyrs, prit l'oriflamme et alla assiéger Mont-Cassel. Le roi fut attaqué à l'improviste, mais il sut se défaire des ennemis et gagna la bataille.

En 1336, le pape Benoît XII adressa un rescrit aux abbés de Saint-Denis et de Sainte-Colombe de Sens. Le véritable dessein du pape était de faire publier les nouveaux statuts qu'il venait de dresser pour être observés dans tout l'ordre des moines noirs, c'est-à-dire ceux qui faisaient profession de la règle de saint Benoît. Le chapitre se tint dans la

grande chapelle Notre Dame qui se trouve dans
l'abbaye. Après les cérémonies accoutumées, on
fit pendant deux jours la lecture de tous les
règlements du pape exprimés dans sa bulle *Be-
nedictina* et on en fit faire des copies par les notaires apostoliques pour être communiquées aux
assistants.

En 1343, Guy de Castries se démit de sa dignité
d'abbé par humilité et fut remplacé par Gilles II
Bigaud.

L'année 1349, une maladie affreuse dans le genre
de la peste se déclara en France ; la reine, Bonne,
femme du duc de Normandie, et Jeanne de Bourgogne, femme de Philippe de Valois, en moururent. Lui-même descendit au tombeau après la
bataille de Poitiers où le roi Jean fut fait prison-
nier.

Le dauphin Charles fut nommé régent, il commença par faire faire des fortifications à l'abbaye de
Saint-Denis pour la mettre à l'abri des Navar-
rais et des Anglais. Après Gauthier de Pontoise
l'abbé Robert Fontenay, ensuite Guy de Monceau.

En 1363, le roi Jean confisqua les biens du chevalier Perceval exécuté pour ses crimes, et les
donna à l'abbaye. Puis il se rendit en Angleterre
pour traiter avec le roi. Il fut reçu magnifique-
ment et mourut d'une maladie subite au milieu de
ces réjouissances. Le roi, la reine d'Angleterre et

toute la noblesse assistèrent au service qui lui fut fait à Saint-Paul de Londres.

Le corps du roi Jean fut embaumé à Saint-Denis où eut lieu son inhumation.

Charles V, l'aîné des fils de Jean, succéda à son père. Il fut sacré à Reims ainsi que Jeanne de Bourbon sa femme.

En décembre 1368 Dieu bénit leur union et leur donna un fils. Le roi se rendit à Notre-Dame en actions de grâces et vint aussi à Saint-Denis. Le règne de Charles V est un de ceux qui ont le plus honoré la France. Ce prince était juste et bon et s'occupait de tout ce qui pouvait rendre son peuple heureux.

Le pays commençait donc à jouir d'une paix bien gagnée, lorsque la guerre recommença entre la France et l'Angleterre.

Le roi Charles, d'une santé trop faible pour se mettre à la tête des armées, en partagea le commandement entre ses trois frères et Bertrand du Guesclin, qu'il fit connétable de France. Les choses allèrent si bien qu'en peu de temps les Anglais furent chassés. Mais si le roi avait su diriger la guerre, combien avait-il été compris du fameux du Guesclin, le plus vaillant capitaine de l'époque !

Charles V cultiva aussi les sciences et les lettres. Ce fut le premier qui fit traduire la Bible en français. C'est encore Charles V qui fixa la majorité des rois de France à quatorze ans ; il en fit la déclaration datée du château de Vincennes au mois d'août 1374 (1).

Cette ordonnance fut mise au trésor des chartes, et une copie avec le grand sceau donnée aux religieux de Saint-Denis.

En 1377, l'empereur Charles IV fut reçu à Saint-Denis avec tous les honneurs dus à son rang. L'abbé Guy II lui donna un magnifique repas. Ensuite, comme il était atteint de rhumatismes et ne pouvait marcher, on le conduisit au trésor dont il admira les merveilles, puis sur le tombeau des martyrs où il fit ses dévotions et revint à Paris. En se quittant, le roi et l'empereur se firent beaucoup de présents.

A peine quelques semaines s'étaient-elles écoulées lorsque la reine Jeanne de Bourbon mourut : elle n'avait pas quarante ans. Elle fut regrettée de tous, ayant les plus grandes qualités. Elle était en outre excessivement belle. La France et le roi l'avaient en vénération. Son corps resta huit jours à l'hôtel de Saint-Paul qu'elle habitait. On avait recouvert son visage d'une légère gaze et mis dans sa main droite un petit bâton terminé par une rose.

Tous les princes et princesses accompagnèrent son corps à Saint-Denis. L'abbé et les religieux vinrent au-devant à un quart de lieue et con-

(1) *Histoire du château de Vincennes*, par Jules de Varaville.

duisirent les restes de la reine à l'abbaye où le plus magnifique service lui fut fait. Comme Jeanne de Bourbon avait demandé qu'une messe fût dite pour elle tous les ans, Charles V laissa soixante livres de rente à cette intention, dans son testament, aux religieux de Saint-Denis.

Le connétable du Guesclin était occupé au siège d'un de ces forts nommé Château-Neuf de Randon, lorsqu'il fut atteint d'une fièvre continue qui l'enleva au bout de huit jours, le 13 juillet 1380. Les assiégés lui avaient promis de se rendre, le 12 du même mois, s'il ne leur venait aucun secours. Quoiqu'ils eussent appris la mort du connétable, ils ne voulurent pas manquer à la parole qu'ils lui avaient donnée et se rendirent. Le gouverneur de la place apporta lui-même les clefs qu'il mit avec respect aux pieds du connétable dont le corps était exposé sur un lit de parade, révérant pour ainsi dire l'ombre d'un si grand homme.

Le maréchal de Santerre fit embaumer le corps de du Guesclin et le fit transporter au Mans ; mais à peine était-il arrivé, au milieu d'un grand concours de peuple, que l'ordre arriva du roi de le ramener à Saint-Denis, où il fit mettre ce fidèle serviteur au pied du tombeau qu'il devait avoir lui-même.

Charles V ne survécut pas longtemps au connétable dont la mort lui causait tant de peine. Il mourut assez prématurément au château de Beauté. Sa fin fut digne de sa vie. Il avait fait demander à l'abbé de Saint-Denis de lui apporter la couronne du sacre des rois et à l'évêque de Paris la couronne d'épines de Notre-Seigneur. Il plaça celle-ci sur une table, à côté de lui la couronne des rois à terre, et rendit l'âme pendant qu'on lui lisait la passion de Notre-Seigneur.

Charles V fut inhumé à l'abbaye à la chapelle qui porte son nom.

Charles VI, qui n'avait que douze ans, succéda à son père.

CHAPITRE VI

En 1385, on fit courir le bruit que le corps de
saint Denis n'était pas dans son tombeau à l'abbaye.
Pour couper court à ces suppositions qui n'avaient
pour but que de faire du tort au culte du saint,
on fit l'ouverture de la châsse et l'on trouva les
titres qui certifiaient que les reliques de saint
Denis y étaient enfermées.

Trois ans plus tard, les fils de la duchesse
d'Anjou ayant été faits chevaliers, ce fut l'occasion

d'une fête splendide à laquelle le roi assista ainsi que les principaux seigneurs de la cour.

Peu de temps après il se passa un fait extraordinaire de fourberie et d'abus de confiance. Un aventurier grec, nommé Paul, contrefit le patriarche de Constantinople. Il était d'abord allé en Chypre où le roi s'était fait couronner de sa main et lui avait donné 30.000 écus d'or. Il alla à Rome, mais on s'aperçut de sa supercherie et il fut mis en prison. Il n'en sortit qu'au couronnement du pape Boniface IX, qui le relâcha avec quelques autres prisonniers.

Cette *mésaventure* ne l'empêcha pas de continuer son entreprise. Il réussit auprès du comte de Savoie et à la cour d'Avignon. La bonne réception du pape lui favorisa celle du roi de France à Paris, qui députa un grand nombre d'évêques pour le recevoir, et il visita la plupart des églises, surtout celle de Saint-Denis, où il reçut les plus grands honneurs. Après avoir simulé une grande dévotion à saint Denis, il félicita les moines de posséder un si grand trésor ; mais, leur dit-il, nous avons quelque chose de très précieux que je voudrais qui fût ici : la ceinture, les souliers et quelques livres de la composition de saint Denis. Il demanda deux religieux pour l'accompagner et rapporter ces objets.

L'abbé les lui donna, mais le faux patriarche les laissa en route. Ceux-ci, croyant à un accident, le cherchèrent jusqu'à Rome ; là ils apprirent la friponnerie dont ils avaient été l'objet, et jurèrent un peu tard qu'on ne les y prendrait plus.

En 1398, il y avait trente-cinq ans que l'abbé Guy de Monceau dirigeait l'abbaye lorsqu'il mourut. Il laissa le souvenir d'un des plus grands théologiens.

Philippe de Villette fut son successeur ; il avait été recommandé par le duc de Bourgogne. La même année mourut Blanche de Navarre, veuve du roi Philippe VI ; elle fut enterrée à Saint-Denis. Sa bonté pour les malheureux l'avait fait appeler mère des pauvres. Elle les oublia dans son testament, ainsi que les religieux de Saint-Denis, qui n'eurent que quelques pièces d'étoffes des grandes richesses qu'elle leur donnait toujours à garder.

L'année 1401, le roi vint à Saint-Denis avec l'empereur de Constantinople Manuel Paléologue. On critiqua le roi de France d'avoir fait assister à de grandes fêtes catholiques des Grecs séparés de l'Eglise romaine. Mais la pensée du roi était sans doute de les ramener dans le giron.

Peu d'années après, la France fit une grande perte en la personne du connétable Louis de Sancerre, qui avait été frère d'armes de du Guesclin ; fait maréchal sous Charles V et connétable sous Charles VI, il eut une longue et douloureuse maladie pendant laquelle il fit des aumônes, des prières et des sacrifices ; sentant sa fin approcher, il se fit apporter l'épée de connétable et dit à la noblesse qui l'entourait :

« Je la rends au roi, je me recommande à ses « prières et je lui demande pour toute grâce qu'il « permette que je sois inhumé dans l'église royale « de Saint Denis à laquelle j'ai toujours eu une « dévotion particulière. »

En 1410 commença la fameuse guerre des Bourguignons et des Armagnacs. Les uns avaient le duc de Bourgogne pour chef, les autres le comte d'Armagnac, principal conseiller du duc d'Orléans. Paris s'était déclaré en faveur du duc de Bourgogne.

Le roi fit partir le chevalier Robert de Châtillon pour défendre l'abbaye ; mais il ne fut pas bien secondé et on dut envoyer Jean de Chalon, prince d'Orange, pour la garder. Le duc d'Orléans fit le siège de l'abbaye, campa au Lendit, détourna le cours du Croult et arma une grande quantité de gens ; le prince d'Orange, effrayé des attaques et voyant les vivres et munitions diminuer, demanda un armistice de trois jours, puis ayant pris les ordres du roi, traita avec le duc d'Orléans. Les religieux allèrent remercier le prince d'Orange de tout son dévouement.

En 1414 eut lieu le concile de Constance, qui avait pour but de réunir tous les chrétiens sous un même pasteur.

Les premiers princes de l'Eglise y furent conviés.

Deux religieux de Saint-Denis furent du nombre :
Pierre de Versailles, ambassadeur du roi, et Benoist
Gentien, comme député de l'université de Paris.
Ce fut ce dernier qui par sa fermeté mérita d'être
choisi, avec les évêques de Carcassonne et d'Evreux,
pour aller informer le roi de France de tout ce
qui s'était passé au concile.

Benoist Gentien accepta l'ambassade ; mais dans
sa route, ainsi que les autres ambassadeurs, il
fut arrêté par le duc de Bourgogne et mis en
prison. Le duc de Bar, sur le territoire duquel
avait eu lieu cette arrestation, donna l'ordre de les
relâcher.

La France était sur le point d'être envahie par
les Anglais, et le roi insista tellement auprès des
religieux pour avoir quelque secours d'argent
qu'ils consentirent à fondre la châsse d'or où
étaient les reliques de saint Denis.

Jean Juvénal des Ursins dit qu'on en fit jusqu'à
trente mille *moutons* d'un écu la pièce. Il dit aussi
que les impositions fréquentes et les autres exactions qu'on mit alors sur le peuple et particulièrement sur les riches furent cause que Paris se
rendit au parti du duc de Bourgogne.

La ville de Saint-Denis fut pillée. Philippe de
Villette, qui dirigeait l'abbaye, le connétable d'Armagnac, des prélats, des gentilshommes furent
emmenés prisonniers à Paris et massacrés.

Jean de Bourbon, religieux de Saint-Denis, succéda comme abbé à Philippe de Villette, et c'est surtout au duc de Bourgogne qu'il dut ce haut poste.

En 1422, Henri X, roi d'Angleterre, mourut au château de Vincennes (1). On fit bouillir son corps pour séparer la chair et les os, ses entrailles furent enterrées à Saint-Maur-les-Fossés, et le reste du corps fut transporté à Westminster. Mais avant on le conduisit à Saint-Denis, où un grand service fut célébré. Le duc de Bedfort, frère du roi, et les princes anglais conduisaient le deuil.

Peu de temps après mourut Charles VI, à l'âge de cinquante-quatre ans.

Le dauphin, après la mort de son père, prit le titre de roi de France.

Il continua avec acharnement la lutte contre les Anglais jusqu'à ce qu'il les eût chassés.

Le duc de Bedfort se disait régent du royaume de France ; il avait fait de très riches présents à l'abbaye de Saint-Denis. L'abbé Jean lui envoya des lettres de remerciement par lesquelles il l'admit aux prières de son église.

Les Anglais, toujours maîtres de Saint-Denis et d'une grande partie de la France, espéraient le devenir du pays entier ; ils tenaient le siège d'Orléans depuis de longs mois, lorsqu'il vint à la cour une jeune fille de dix-sept à dix-huit ans qui se dit envoyée de Dieu pour délivrer la ville d'Orléans

(1) *Histoire du château de Vincennes*, par **Jules de Varaville**, **Paris, 1900.**

et pour faire sacrer le roi à Reims. Cette fille se nommait Jeanne d'Arc, accoutumée dès son enfance à garder les troupeaux de son père, qui était un pauvre laboureur habitant le village de Domrémy, près de Vaucouleurs (1).

Le roi la fit examiner par plusieurs personnes de son conseil, qui la trouvèrent d'un esprit au-dessus de sa naissance, d'une piété simple et solide.

Modeste dans ses manières et parlant peu, contre l'ordinaire de celles de son sexe, sa tenue modeste mais digne, son innocence, la fermeté avec laquelle elle s'exprima firent voir au roi qu'il y avait du surnaturel dans tout cela. Enfin il fut décidé qu'on donnerait un convoi à Jeanne, qui avait été surnommée la Pucelle, afin qu'elle se rendît à Orléans.

Elle se fit apporter l'épée d'un ancien chevalier inhumé dans l'église de Sainte-Catherine de Fierbois, monta à cheval armée de pied en cap, prit un étendard blanc où était représenté le mystère de l'Annonciation, partit à la tête des troupes et arriva jusqu'aux portes d'Orléans, fit entrer un convoi de vivres dans la ville *devant les Anglais*, les battit plusieurs fois et enfin les contraignit à abandonner la ville.

La victoire de Patay qui eut lieu ensuite donna beaucoup d'influence à Jeanne, et elle décida

(1) **Dom Félibien.**

Charles VII à aller se faire sacrer à Reims, ce qui eut lieu le 28 juillet avec une magnificence incomparable.

Ensuite *la Pucelle* revint à Saint-Denis, ainsi que les ducs d'Alençon et de Bourbon, retrouver le roi. Elle avait voulu déposer sur le tombeau des martyrs les armes qu'elle portait devant Paris.

Noble Jeanne d'Arc, tous ses actes et ses pensées inspirés de Dieu ont fait l'admiration de tous les temps, et son patriotisme doit être donné comme modèle à toutes les Françaises !

En 1435, les Anglais firent le siège de Saint-Denis. C'était à qui dans la ville prendrait ses précautions pour se défendre ; les femmes faisaient bouillir de l'huile pour jeter sur les assiégeants ; les religieux de Saint-Denis mirent autant de passion à se défendre et donnèrent jusqu'à leurs tasses d'argent pour payer la garnison. Malheureusement, tant d'efforts n'aboutirent pas ; les Anglais mirent des entraves dans la Seine, l'eau se répandit partout et menaça de tout inonder. Le comte de Dunois voulut porter secours, mais il était trop tard, et le maréchal de Rochefort dut se rendre. Saint-Denis fut démantelé, mais enfin, en 1437, les Anglais furent chassés de Saint-Denis et le *Te Deum* chanté en actions de grâces à l'abbaye.

La mort de l'abbé Guillaume de Farrechal étant survenue en 1439, plusieurs suffrages se partagèrent entre Jean Courtois et Philippe de Gamaches. Ce fut ce dernier qui l'emporta. Il était de la famille Roubauds, seigneurs de Gamaches en Picardie.

A peine ce dernier fut-il en possession de l'abbaye de Saint-Denis qu'il en défendit les droits. Il demanda et obtint de Charles VII le rétablissement de la foire du Lendit, qui n'avait plus lieu depuis un grand nombre d'années. Le 22 juillet 1461 mourut le roi Charles VII ; il avait demandé, dans son testament, à être enterré à l'abbaye de Saint-Denis (1). La reine Marie d'Anjou eut un grand chagrin de la mort de son époux et ne lui survécut que deux ans.

Le dauphin Louis vint de suite prendre possession du trône. Il fut sacré à Reims par Juvénal des Ursins. L'abbé de Saint-Denis assista à la cérémonie. Peu de temps après celui-ci, mourut Philippe de Gamaches, qui a laissé le souvenir d'un mérite incontestable et d'une grande charité pour les pauvres.

Louis XI fit élire abbé de Saint-Denis Jean Geoffroy, cardinal d'Alby, qui alla dans les plus belles ambassades d'Italie, d'Espagne, etc.

Plusieurs religieux de son temps méritent aussi d'être cités : Guillaume Guillemère, Jacques de Machyt, etc.

Jean de Villiers, évêque de Lombez, succéda à Jean II à l'abbaye.

Louis XI fut un de ses plus grands bienfaiteurs.

(1) Voir les obsèques aux notes et pièces justificatives.

Cependant on a de la peine à comprendre Louis XI
si bon et si généreux. Les historiens l'ont toujours
montré rusé et cruel, dévot par crainte et non par
piété de cœur. Ce fut un de nos plus grands politiques. Si le cardinal La Balue, qu'il avait fait en-
fermer dans une cage de fer, avait été chargé de son
oraison funèbre, je crois qu'elle n'eût pas été bien
flatteuse pour ce roi *qui aimait à entendre gémir
ses victimes.*

Etant atteint d'une maladie incurable, il avait fait
venir de Calabre saint François de Paule pour lui
rendre la santé ; mais il eut beau le supplier, le saint
lui dit de se préparer à la mort.

Il mourut à l'âge de soixante ans, et fut enterré
dans l'église Notre-Dame de Cléry, qu'il avait
choisie pour sa sépulture.

Charles VIII succéda à son père ; étant âgé
seulement de treize ans, il fut dirigé par Pierre de
Beaujeu et Anne de France. En 1483, le roi fut sacré
à Reims et en 1491 il épousa Anne de Bretagne.
Leurs noces furent célébrées à Langeais. De là le
roi et la reine se rendirent à Saint-Denis, où ils furent
couronnés. On avait préparé un dais dans le chœur.
La reine était vêtue d'une robe de satin blanc, nu-
tête. Les dames qui l'accompagnaient étaient coif-
fées de couronnes, suivant leurs titres : duchesses,
comtesses, vicomtesses et baronnes, etc. Pendant
la cérémonie, le duc d'Orléans soutint la couronne
sur la tête de la reine.

En 1497, le roi Charles VIII mourut. Le grand écuyer de France, Pierre d'Urfé, régla les obsèques, qui furent des plus somptueuses.

Le duc d'Orléans, le plus proche héritier de la couronne, lui succéda sous le nom de Louis XII; il donna tous les ordres relatifs à la cérémonie du sacre, au bois de Vincennes. Les grands vicaires du cardinal de Lombez, abbé de Saint-Denis, reçurent celui-ci de la part de Sa Majesté, s'exprimant en ces termes :

« Chers et bien aimez, pour ce que nous espérons, à l'aide de Dieu, à procéder à notre sacre et couronnement en la ville de Reims au vingt-septième jour de ce mois de may et qu'il est besoin que la couronne et autres choses requises pour notre dit sacre soient au dit lieu de Reims, à celuy nous vous prions que incontinent vous disposez et apprestez et mettez en ordre la dite couronne et autres choses necessaires pour notre dit sacre et couronnement, ainsi qu'il est accoutumé de faire en tel cas et que partez de si bonne heure de la ville de Saint-Denys que vous y puissiez être au jour dessus dit, car nous avons donné ordre au fait des frais et dépends qu'il y conviendra faire, et aussi à la conduite et vous y faire accompagner seurement de l'aler et du retour : Et en ce faisant vous nous ferez très singulier et très agréable service !. » Cette lettre est datée du bois de Vincennes, le seizième jour de mai 1498.

Louis XII, après son sacre, vint se faire couronner à Saint-Denis en présence des ducs d'Alençon, de Bourbon, de Lorraine, de Nemours, des comtes de Dunois, de Foix, de Nevers, d'Engilbert, de Clèves, du comte de Nassau, des seigneurs de Guise et de Rasestam, etc. Le lendemain, le roi fit son entrée solennelle dans Paris.

Le 6 août 1499, le cardinal de Lombez, qui était à Rome depuis plusieurs années, mourut ; il fut enterré au Vatican dans la chapelle des rois de France.

L'abbaye étant vacante, le chapitre s'assembla pour nommer un abbé. Le R. P. Dom Antoine de La Haye, religieux de l'ordre de Saint-Benoît, fut désigné, et toute la communauté alla chanter le *Te Deum* à l'église.

La reine Anne, qui avait épousé Louis XII en seconde noces, mourut à Blois le 9 janvier 1514, âgée de trente-sept ans. Le roi eut un profond chagrin de cette mort, car cette princesse avait les plus grandes qualités. Comme elle était la fille du dernier duc de Bretagne, elle laissa son cœur aux Chartreux de Nantes. Son corps fut apporté à Paris. Sur tout le parcours où il devait passer, les rues étaient tendues de serge bleue, et devant chaque maison un cierge avec les écussons aux armes de la ville. Les religieux de Saint-Denis vinrent au-devant du cortège jusqu'à la croix du Lendit. Quand la cérémonie des obsèques fut achevée, un héraut d'armes cria trois fois *silence,* et ensuite le roi d'armes des Bretons dit à haute voix : *La reine très chrétienne et duchesse notre souveraine dame et maîtresse est morte. La reine est morte. La reine est morte !* Après, le roy d'armes appela tout haut les trois grands officiers de la feue reine, le chevalier d'honneur, le grand maistre et le grand écuyer.

Ils se présentèrent aussitôt l'un après l'autre, et apportèrent le premier la main de justice qu'il baisa en la donnant au roy d'armes, le second le sceptre, et le troisième la couronne, avec les mêmes cérémonies. Le roy d'armes s'inclinait en recevant tout ce qu'on lui présentait, et allait porter aussitôt chaque pièce sur le cercueil de la reine.

Enfin, pour dernière cérémonie, il avertit pour la seconde fois les maistres d'hostel de venir faire leur office ; et eux s'approchant rompirent leurs bastons de deuil et les jettèrent dans le caveau. Le roy d'armes recommanda l'âme de la feue reine aux prières de l'assemblée, et chacun sortit de l'église pour se rendre à la salle du festin, à la suite duquel François d'Araugour, qui faisait l'office du grand maistre, cassa son baston pour marquer qu'il n'y avait plus de maison de la reine et dit aux officiers de se pourvoir.

Anne de Bretagne avait honoré plusieurs fois l'abbaye de ses libéralités, entre autres une chape merveilleusement belle, brochée d'or et de perles.

En parlant de ce beau travail nous pouvons dire que de nos jours les élèves des maisons de la

Légion d'honneur rivalisent de talent dans les travaux d'aiguille. Tous les visiteurs de l'exposition de 1900 ont pu admirer les superbes broderies de soie et de perles exécutées par les élèves, ce qui a valu une médaille d'or à la maison des Loges.

CHAPITRE VII

Louis XII n'ayant laissé que des filles, son gendre
le duc de Valois lui succéda sous le nom de François Ier. Il se fit sacrer à Reims, et vint ensuite se
faire couronner à Saint-Denis, avec une grande
magnificence. L'abbé Pierre Gouffier dirigea la cérémonie, qui fut une des dernières à laquelle il put
assister.

Aymar de Gouffier lui succéda.

Ce fut lui qui couronna la reine Claude de
France, première femme de François Ier. Il nous
semble intéressant de laisser Dom Félibien raconter
cette cérémonie :

« Dans le chœur, au milieu de la croisée, était un

haut dais avec des sièges de drap d'or tout autour pour les princesses.

« Aux deux côtés il y avait une espèce d'amphithéâtre orné de riches tapisseries.

« Tout le chœur était orné de même, et le grand autel rempli de reliquaires et paré d'un ornement de drap d'or aux armes de France et de Bretagne. A costé droit sur une crédence couverte d'un dais estoient deux couronnes, avec le sceptre, la main de justice, l'épée royale et plusieurs coupes et autres vases d'or et de vermeil, soit pour le service de l'autel, soit pour la cérémonie.

« Vis-à-vis de la crédence, sous l'arcade qui est à costé gauche du grand autel, estoit la place des ambassadeurs des cours étrangères. Au-devant du grand autel il y avait une chaise pour l'officiant qui était le cardinal de Luxembourg, évêque du Mans, et légat apostolique. Au milieu, deux autres chaises destinées aux cardinaux de Boissy et de Bourges. A costé droit, proche du cardinal de Boissy, estoient placez les évêques de Laon, de Beauvais, de Toulouse, de Paris, de Rieux, de Lodève, de Lizieux, de Léon en Bretagne, d'Auxerre, de Castres, de Senlis, de Ross, en Ecosse, d'Avranches, et plusieurs abbés tous en chapes et revêtus de leurs ornements pontificaux.

« Lorsqu'on fut averti par le son des cloches que l'heure de la cérémonie était venue, la reine sortit de son appartement pour aller à l'église.

. « Elle estoit vestue d'une jupe d'argent trait et audessus d'un surcot ou corset d'hermine. Un grand manteau de velours bleu doublé d'hermine pendoit de dessus ses épaules. Les pierreries dont elle estoit couverte ajoutoient un nouvel éclat à sa majesté et à sa personne. Elle fut conduite par les évêques de Toulouse et Laon, l'un et l'autre de la maison de France, précédez des princes du sang, des chevaliers de l'ordre et des autres princes, chacun dans son rang. Les duchesses d'Alençon et de Vendosme soutenoient les deux costez du manteau de la reine, et la queue estoit portée par la dame de Ravestain. Les princesses et les dames suivoient, portant une couronne ducale ou un cercle d'or sur leurs testes, suivant leurs qualités de duchesses ou de comtesses ou vicomtesses. Les veuves estoient en habit de velours noir et les autres habillées de drap d'or enrichi de pierreries.

« Le légat et les cardinaux accompagnez des évêques vinrent recevoir la reine à l'entrée de l'église, et aussitôt on entonna le *Te Deum*, pendant que l'on conduisoit la reine devant le grand autel où elle se prosterna d'abord et se mit à genoux sur un carreau.

« Après le *Te Deum*, le cardinal destiné à faire la cérémonie du sacre et du couronnement commença par une oraison et fit incontinent les onctions accoutumées au front, à la poitrine et aux épaules.

« La reine estoit servie dans cette fonction par

Louise de Savoie et la duchesse d'Alençon sa fille.

« Toutes les onctions estant faites, le cardinal officiant lui donna le sceptre, la main de justice, puis l'anneau, et accompagnoit tout cela d'oraisons particulières.

« Pendant la cérémonie du couronnement le duc d'Alençon, le connestable de Bourbon et le duc de Vendosme soutenoient la couronne sur la teste de la reine. Lorsqu'elle fut conduite à son trône, le prince de la Roche-sur-Yon porta le sceptre, et le duc de Guise la main de justice. Les duchesses s'assirent à costé droit de la reine et les comtesses et vicomtesses à gauche.

« Le cardinal de Luxembourg commença la messe, qui fut chantée par les chantres de la chapelle du roi au son de plusieurs instruments. L'archevêque de Tours servoit de diacre, et l'évêque de Beauvais de sous-diacre.

« A l'Evangile la reine se leva ayant la couronne sur la teste, et tenant d'une main le sceptre et de l'autre la main de justice. Le cardinal de Boissy accompagnez de deux prélats et de deux diacres et sous-diacres porta ensuite le livre à baiser à la reine.

« Pour l'offrande ce fut la dame de Portian qui porta les pains dorez et argentez. La dame de la chambre le vin dans un vase d'or, et la demoiselle de Lestrac l'or monoyé en treize pièces. La dame d'honneur de la reine ayant reçu tous ces présents de leur main, se leva et les présenta aux duchesses, savoir le pain à la duchesse d'Alençon, sœur du roy, le vin à la duchesse douairière d'Alençon et l'or à la duchesse douairière de Vendosme. Après quoy la reine fut conduite par les princes à l'autel, suivie des princesses pour faire l'offrande.

« La messe achevée elle retourna, dans la même place où elle avait été sacrée, et reçut à genoux la sainte communion avec beaucoup de respect et d'humilité.

« Le cardinal officiant finit la cérémonie par plusieurs oraisons, et par la bénédiction qu'il donna à la reine et à tous les assistants.

« La reine fut reconduite à son appartement dans le mesme ordre qu'elle estoit venue à l'église, excepté qu'elle avait en s'en retournant la couronne sur la teste.

« Le seigneur d'Orval portoit devant Sa Majesté la couronne de Charlemagne qui avait servi à la cérémonie, et les princes de la Roche-sur-Yon et de Guise le sceptre et la main de justice. Il y eut ensuite un festin magnifique.

« La reine passa encore un jour à Saint-Denis, puis fit son entrée solennelle à Paris.

« Elle mourut en 1524. »

En 1528 l'abbé Aymar qui dirigeait l'abbaye étant mort, on nomma par intérim trois vicaires généraux : Jean Chembellan, Jean Goseau, prévôt de Tremblay, et Charles Brulard. Aymar fut le dernier abbé régulier de Saint-Denis.

Jean Olivier, dont l'élection fut presque aussitôt cassée, car il se démit en faveur du cardinal de Bourbon qui a été le premier abbé commendataire. Voici le nom des religieux de Saint-Denis qui avaient été le plus remarquables au xvie siècle :

Guillaume de Vernon, Nicolas le Bossu, Toussaint le Cousturier, mais le plus célèbre a été Jean Olivier dont nous venons de parler.

La prise de possession de l'abbaye par le cardinal de Bourbon donna lieu à une grande cérémonie ; mais une autre plus remarquable fut celle qui eut lieu en 1531 à l'occasion du second mariage de François Ier avec Eléonore d'Autriche, veuve d'Emmanuel, roi de Portugal, et sœur de Charles-Quint.

On pensait que ce mariage maintiendrait la paix entre la France et l'Espagne pendant de longues années ; il n'en fut rien.

L'empereur suscita une nouvelle guerre ; il espérait se rendre rien moins que maître de la France, mais il fut déçu dans son ambition, et étant entré en Provence à la tête de son armée, il fut forcé de rebrousser chemin.

En 1537, il se prépara à recommencer la guerre et ne réussit pas davantage, et se termina par une trêve. Un an après, François Ier permit à Charles-Quint le passage de la France pour se rendre en Flandre. Il fut reçu à Paris avec tous les honneurs dus aux souverains, et une grande magnificence. L'empereur désira visiter Saint-Denis ; le roi et les princes l'accompagnèrent. Charles-Quint visita l'abbaye avec le plus vif intérêt et voulut tout examiner en détail. En 1547, le roi François Ier mourut à Rambouillet. Une mauvaise fièvre l'avait enlevé en peu de jours.

Son corps fut transporté à l'abbaye de Hautebruyères, de là à Saint-Cloud et ensuite à Saint-Denis. Henri II, qui succédait à son père, voulut réunir à ses cendres celles des deux jeunes frères qu'il avait perdus, François, duc de Bretagne, et Charles, duc d'Orléans.

Immédiatement après les devoirs rendus à François Ier et à ses fils, on s'occupa du sacre de Henri II et ensuite du couronnement de la reine Catherine de Médicis, auquel le roi voulut assister.

A cette époque la reine, assez jolie, était très timide, et eût été bien habile qui eût prédit le règne de l'astucieuse Catherine, on pourrait dire la cruelle, car tous les moyens lui étaient bons pour faire réussir sa politique, et aucun crime ne l'arrêtait !

En 1557 mourut à Paris le cardinal Louis de Bourbon, abbé commendataire. L'abbaye possédait à ce moment plusieurs savants religieux dont les noms méritent d'être cités : Jean de Bouillon, Louis de Paris, Claude de Maupas, Guy de Montmireil, Crépin de Brichanteau. Après la mort de Louis de Bourbon, l'abbaye fut dirigée par Charles de Lorraine, archevêque de Reims.

3*

Il était d'une nature élevée, son extérieur était agréable, ses grandes qualités lui concilièrent l'estime de tous.

En 1559, le roi ayant voulu jouter dans un tournoi avec le comte de Montgomery, capitaine de sa garde, fut atteint à l'œil d'un éclat de lance. Le coup avait été si violent, que le roi en perdit connaissance et ne la recouvra pas. Il mourut onze jours après, au palais des Tournelles ; son service eut lieu à l'abbaye de Saint-Denis avec la magnificence accoutumée. La reine Catherine fonda un service annuel pour le repos de l'âme de son époux, et fit commencer un mausolée pour sa sépulture et celle de ses descendants.

François II succéda à son père ; il avait épousé, comme l'on sait, Marie Stuart ; mais ce jeune roi mourut prématurément. François II n'ayant point d'enfants, Charles IX son frère lui succéda, et comme il n'avait que dix ans et demi, Catherine de Médicis fut nommée régente.

En 1567 les huguenots se révoltèrent ; ils soupçonnaient qu'on travaillait secrètement à les détruire ; ils voulaient s'emparer du roi, quitter Meaux et se retirer à Paris. Ils entrèrent à Saint-Denis et auraient tout pillé si le prince de Condé n'était accouru pour défendre les religieux qu'il aimait beaucoup. L'armée des rebelles semblait menacer Paris lorsque le connétable de Montmorency gagna la fameuse bataille de Saint-Denis en 1567.

Peu d'années après, Elisabeth d'Autriche, fille de l'empereur Maximilien II, arriva en France ; les noces se firent à Mézières le vingt-six novembre 1570, et Elisabeth fut couronnée à l'abbaye de Saint-Denis.

L'année suivante, le cardinal retourna à Rome pour obtenir du pape la dispense nécessaire pour le mariage de la princesse Marguerite, sœur du roi, avec Henri de Bourbon, roi de Navarre. Le cardinal de Lorraine survécut de quelques mois au roi Charles IX qui était mort à Vincennes (1) et dont il célébra les obsèques à l'abbaye de Saint-Denis.

Le duc d'Anjou, frère de Charles IX, avait été élu roi de Pologne l'année précédente ; il fut obligé de revenir pour monter sur le trône de France sous le nom de Henri III. L'année 1583, le roi institua la confrérie des pénitents blancs sous le titre de l'*Annonciation de Notre-Dame*. Cette institution plut beaucoup au peuple : ils marchaient en procession, couverts de blanc, une petite croix aux mains, des cierges allumés, et chantaient des psaumes en l'honneur de la Vierge.

Le duc d'Alençon, frère du roi, mourut en 1584. Ce fut le grand prieur Jérôme de Chambellan qui fit ses funérailles, le cardinal de Guise étant indisposé.

L'année 1587 vit commencer la Ligue et la guerre

(1) *Histoire du château de Vincennes*, par Jules de Varaville. Picard et Kaan, 1900.

des trois Henri ; puis on apprit la mort tragique de la reine d'Ecosse Marie Stuart à laquelle sa cousine Elisabeth avait fait trancher la tête. Comme on savait en France que le seul crime de cette jeune reine était la religion catholique, ce cruel supplice ne fit qu'augmenter la vénération qu'on avait pour elle. Henri III lui fit faire des obsèques magnifiques.

Elle avait demandé que son corps fût ramené auprès de celui de son époux, mais il ne fut pas accédé à ce désir, et elle fut inhumée à Peterburg, auprès de la reine Catherine d'Espagne, première femme d'Henri VIII.

Le roi de Navarre tenait la ville de Saint-Denis qui était investie, et comme elle avait peu de vivres la disette se fit bientôt sentir et la famine fut très grande. Après un siège de cinq semaines, la ville ne pouvant plus résister traita avec le comte de Brienne et le baron de Biron. La capitulation fut signée par le roi en son camp d'Aubervilliers Depuis, la ville de Saint-Denis demeura toujours fidèle à Henri IV.

Mais les religieux eurent à souffrir de l'envahissement de l'abbaye par les corps de garde, qui furent brutaux et insolents ; ils pillèrent un peu partout, et le monastère étant trop nombreux on envoya les plus jeunes des novices chez leurs parents. Heureusement Henri IV accorda sa protection aux religieux et mit fin à tous ces désordres.

« Nous allons arriver au moment où Henri IV, le meilleur de nos rois, fit son abjuration et pour rendre plus éclatant un changement qui devait avoir de si heureuses suites, il choisit l'église de Saint-Denis où il y eut ce jour-là un concours infini de peuple qui accourut de tous costez et de Paris mesme, malgré les défenses du légat et du duc de Mayenne. Cestoit un dimanche vingt-cinquième de juillet. Sur les neuf heures les religieux allèrent en corps précédez de la croix et de l'eau bénite jusqu'à la porte de l'église, et d'autant que le roy devoit estre reçu comme pénitent ils ne prirent ni aube ni chape ; ils estoient seulement revêtus de leur habit de chœur sans faire rien paroistre de la pompe et solennité ordinaire aux autres réceptions des rois. Le seul prélat officiant estoit en habits pontificaux et accompagné d'un diacre qui portoit le livre des évangiles, et d'un sous-diacre. Le cardinal de Bourbon avoit droit de faire la cérémonie en qualité d'abbé de Saint-Denys, mais n'estant pas encore dans les ordres, cet honneur fut déféré à l'archevêque de Bourges. Ce prélat s'assit dans un fauteuil couvert de damas blanc aux armes de France et de Navarre.

« Le cardinal de Bourbon estoit proche de luy avec les évêques du Mans, Maillezais, de Chartres, d'Angers, de Digne, de Nantes, d'Evreux, de Seez, de Bayeux, quantitez d'abbez et d'autres ecclesiastiques de distinction. Le roy qui estoit logé à l'hostel abbatial sortit de son appartement pour se rendre à pied à l'église; il trouva les rues par où il passa tendues de tapisseries et jonchées de fleurs. Devant Sa Majesté marchoit le grand prévost de l'hostel avec deux cens archers couverts de leurs hoquetons, ensuite les gardes françoises, écossoises et suisses, puis plus de huit cens gentilshommes après lesquels venoient le chastelet, la chambre des comptes, le parlement, le privé conseil et le chancelier.

« Tout ce nombreux cortège précédoit Sa Majesté accompagnée des princes, des chevaliers de l'ordre, de quantités de seigneurs et d'un grand nombre d'officiers au bruit des tambours, des fifres, des trompettes et autres instruments.

« Sitôt que le roi fut arrivé au parvis de l'église, il estoit vestu tout de blanc (excepté le manteau et le chapeau noir).

« L'archevêque de Bourges, la mitre en teste, lui demanda selon la formule marquée dans le pontifical qui estoit et ce qu'il souhaitoit ! A quoi ayant répondu humblement : *Je suis le roy qui demande d'estre reçu au giron de l'Eglise apostolique et romaine*, le seigneur de Bellegarde, son grand écuyer, luy défit son épée. Le roy à l'instant se jeta à genoux sur le carreau aux pieds de l'archevêque, et fit la profession de foy qu'il présenta en même temps à l'archevêque, signée de sa main et d'un secrétaire d'Etat.

« Après que le prélat eut reçu l'abjuration du roy, il lui donna l'absolution des censures qu'il avait encourues, en l'avertissant toutefois qu'il agissoit en cela du consentement des évêques ses confrères et sous l'autorité du Souverain Pontife que Sa Majesté devoit reconnoistre pour son pasteur spirituel.

« Le roy ayant répondu qu'il lui promettoit l'obéissance filiale que tous ses prédecesseurs luy avoient rendue, l'archevêque lui donna sa bénédiction, et le baiser de paix.

« Le cardinal de Bourbon l'embrassa aussi, ce que firent pareillement les évêques. Ensuite, au bruit des cris redoublez de *Vive le roy*, ils le conduisirent dans le chœur où estoient déjà placées aux hautes chaises l'abbesse de Soissons, la princesse de Longueville, la duchesse de Nevers et plusieurs autres dames qui avoient vis-à-vis d'elles, de l'autre costé, le prince de Longueville, le comte de Saint-Paul, plusieurs seigneurs de la cour, le chancelier, les secrétaires et conseillers d'Etat, les présidens des cours souveraines et les officiers du chastelet. Le roy estant arrivé devant le grand autel, s'y mit à genoux et fit le signe de la croix. Alors on luy présenta la vraie croix à baiser, il mit la main sur le texte des évangiles qu'on luy tenoit ouvert, il récita le symbole et réitéra le serment qu'il venoit de faire, de vouloir vivre et mourir dans la religion catholique.

« Le roy incontinent se retira derrière le grand
autel avec l'archevêque de Bourges, à qui il se con-
fessa, pendant que l'on chantoit le *Te Deum* en musique. Puis il vint se mettre à genoux sur un oratoire préparé au milieu de la croisée au-dessus
duquel pendoit un magnifique dais. Le cardinal de
Bourbon et l'archevêque comme grand aumônier
restèrent à ses deux costez, et les autres prélats tout
à l'entour pendant la messe solennelle que célébra
l'évêque de Nantes.

« Après l'évangile le diacre qui estoit religieux de
Saint-Denis apporta le livre au cardinal, lequel le
donna à baiser à Sa Majesté.

« Le roy alla ensuite à l'offrande conduit par
les deux prélats qui l'accompagnoient et par le
comte de Saint-Paul. A l'*Agnus Dei* le cardinal lui
apporta la paix qu'il reçut avec toute sorte de
respect.

« La messe finie, la musique chanta à plusieurs
reprises : *Vive le roy*. On cria *largesse* et il y eut de
grandes aumônes distribuées aux pauvres.

« Sa Majesté fut reconduite à son appartement
dans le même ordre qu'elle estoit venue à l'église
parmy les acclamations générales de l'assemblée, et aussitôt tout le canon qui estoit sur les
murailles de la ville tira en signe de réjouis-
sance (1). »

(1) Dom Félibien.

Cette conversion produisit le meilleur effet sur le peuple, qui se pressa en foule à Saint-Denis pour voir le nouveau roi catholique pour lequel déjà il se sentait de l'affection. Le roi fut sacré à Chartres en 1594 par Nicolas de Thou, ensuite il revint à Saint-Denis d'où il se prépara à faire son entrée solennelle à Paris, au milieu des acclamations les plus enthousiastes du peuple.

Le bon roi avait dit : *Paris vaut bien une messe.*

Il y avait eu à cette époque à Saint-Denis beaucoup de religieux de distinction, parmi lesquels nous citerons : François de Bourdeille, qui fut évêque de Périgueux, Valentin de Glas, Nicolas le Sergent, d'une famille noble de Picardie, Michel le Vasseur, Henry Godefroy, Jean Gobelin qui avait été grand vicaire de l'abbaye.

Après la mort du cardinal de Bourbon, l'abbaye fut offerte au prince Louis de Lorraine. Le nouvel abbé trouva l'église et le monastère en très mauvais état ; les pillages, la Ligue avaient causé de grandes pertes, et le revenu ne pouvait suffire à toutes les charges. Un arrêt du parlement clos le 9 avril 1595, permit aux religieux d'aliéner pour trente mille écus de leurs biens. Ils vendirent donc plusieurs belles terres, entre autes Chars en Vésin, Solesme en Hainaut, Beaune en Gâtinais, de Mareuil, de Piailly, de Clignancourt, etc.

La veille de la Fête-Dieu, en 1597, l'abbaye manqua d'être détruite par le feu !

Des ouvriers qui travaillaient à la toiture ayant laissé leur réchaud aux chevrons de la charpente, un violent ouragan survint et la flamme poussée prit au bois. Les religieux, les habitants de la ville rivalisèrent de zèle, et tout aurait été perdu sans le courage d'un plombier Jacques Duhamel, qui monta sur le toit à travers les flammes ; il fut si adroit avec les instruments qu'on lui jetait qu'il arrêta l'incendie.

On apporta le Saint-Sacrement et on retourna chanter le *Te Deum* à l'église. L'abbé récompensa Jacques Duhamel en lui donnant une portion de pain et de vin tous les jours de son existence, et chaque année à pareille époque on faisait une procession dans les cloîtres.

Le roi, qui avait épousé Marie de Médicis, eut un fils en 1601. Mais ce ne fut qu'en 1610 que la reine fut couronnée à Saint-Denis avec un grand déploiement de luxe et de magnificence. Le héraut qui était monté au jubé après la messe cria : *largesse,* et jeta des médailles d'argent sur lesquelles étaient gravés : *Maria Dei gratia Franc. et Navarr Regina,* et sur le revers une couronne d'où sortaient un épi et deux branches d'olivier avec ces mots : *Sæculi felicitas.* On faisait de grands préparatifs pour l'entrée de la reine le dimanche suivant, lorsque Henri IV fut assassiné. C'est à Montargis que l'on doit le premier indice de l'assassinat de Henri IV. Le père

Bonnet, prieur-curé, en célébrant la messe sur le grand autel de la Madeleine, trouva une lettre avec le signalement du meurtrier de ce prince. Henri IV négligea l'avis, et le meurtre fut consommé par Ravaillac (1). L'Estoile, dans ses Mémoires, raconte que le « vendredi, sur les quatre heures du soir, le roi étant dans son carrosse, sans aucune garde à l'entour, ayant seulement avec lui MM. d'Epernon, de Montbazon et quatre ou cinq autres, passant devant Saint-Innocent pour aller à l'arsenal, comme son carrosse par l'embarrassement d'un coché et d'une charrette eut été contraint de s'arrêter au coin de la rue de la Ferronnerie, fut misérablement tué et assassiné par un méchant nommé François Ravaillac, natif d'Angoulême, lequel se servant de cette occasion pour faire ce malheureux coup, lequel il épiait dès longtemps n'étant à Paris que pour cela et dont même on devait avertir Sa Majesté (2), s'en donner garde qui n'en avait autrement tenu compte. Comme le roi était attentif à ouïr une lettre que M. d'Espernon lisait, cependant s'élançant sur lui, de furie, avec un couteau qu'il tenait en sa main, en donna deux coups l'un sur l'autre dans le sein de Sa Majesté, dont le dernier porta droit au cœur, duquel il coupa l'artère, et par même moyen ôta à

(1) *Histoire des environs de Paris*, de Dulaure.
(2) **Mémoires** de l'Estoile.

ce bon roi la respiration et la vie, qui oncques puis n'en parla. Ce que voyant son sang lui regorgeait de tous côtés, le couvrit d'un manteau, et après avoir avec ceux de sa compagnie reconnu qu'il était mort, regardèrent à rassurer le peuple du mieux qu'ils purent, fort ému et effrayé de cet accident, lui criant que le roi n'était que légèrement blessé et qu'ils prissent courage. Aussitôt que cet infortuné prince fut apporté au Louvre, des gens de tous les partis se précipitèrent en foule pour voir leur souverain une dernière fois, la douleur était universelle. La reine, à laquelle on n'avait pu cacher l'horrible vérité, avait un chagrin profond. La cour et le parlement se réunirent, et la reine Marie de Médicis fut déclarée régente, son fils le roi Louis XIII étant trop jeune pour régner (1). »

Pendant ce temps on s'était emparé du meurtrier Ravaillac, et on lui avait fait subir la question ; il raisonnait et répondait aux questions avec un sang-froid extraordinaire. Après la torture on le conduisit sur la place de Grève où on lui brûla les mains comme aux parricides ; il fut tenaillé huit fois, et l'on coula du plomb fondu dans ses plaies ; ensuite il fut attaché à quatre chevaux qui mirent une demi-heure à l'écarteler. Le corps de Henri IV avait été embaumé, et le cœur donné aux Jésuites pour être

(1) Mémoires de l'Estoile.

mis dans leur église de la Flèche, fondée par le roi.

Le cardinal du Perron envoya six religieux de Saint-Denis chercher en carrosse les entrailles au Louvre. Les religieux avaient l'habit de chœur et le bonnet carré. Ils remontèrent en carrosse avec le baril de plomb contenant les entrailles et retournèrent à Saint-Denis, où ils furent reçus à la porte de l'abbaye par tous les religieux en chapes de velours noir. Le capitaine des gardes, de Vitry, et un grand nombre de seigneurs, escortèrent les entrailles du roi, qui furent déposées dans le caveau qui devait être sa sépulture.

Pendant les quelques jours qui précédèrent l'enterrement de Henri IV, la reine régente, sur les sollicitations de la duchesse d'Angoulême, avait fait revenir de Compiègne le corps du roi Henri III qui fut inhumé dans le tombeau de Henri II son père, avec aussi peu de pompe qu'on en avait mis lorsqu'on apporta dans le même tombeau le corps de Catherine de Médicis qui mourut aux états de Blois, le 5 janvier 1589. Son corps fut rapporté à Saint-Denis le 5 avril 1609, mais ainsi que nous disions, le service de Catherine et de son fils furent simples en comparaison de la pompe et de l'éclat de celui de Henri IV qui fut célébré par le cardinal de Joyeuse.

Les cinq princes du grand deuil, le prince de Conty, le comte de Soissons, le duc de Guise, les

princes de Joinville et d'Elbeuf allèrent à l'offrande ;
Charles Miron, évêque d'Angers, fit l'oraison funèbre, et la cérémonie s'acheva selon le rite habituel.
La reine assista à un second service qu'elle fit faire
à Notre-Dame.

CHAPITRE VIII

Sacre de Louis XIII. — Décès du jeune duc d'Orléans. — La reine Marguerite de Navarre inhumée à Saint-Denis. — Anne d'Autriche fait demander des reliques par le P. M. Antoine de Larco, de la Société de Jésus. — La reine mère Marie de Médicis fait employer des marbres d'Italie restés du tombeau de Catherine de Médicis pour son palais. — Dom Hughes Ménard. — Décadence de l'ordre de Saint-Benoit. — Dom Didier de la Cour, restaurateur de la Congrégation. — Réforme introduite dans Saint-Denis par le cardinal de Larochefoucauld. — Inventaire du trésor de Saint-Denis.

Après les funérailles de Henri IV, on songea au sacre du jeune roi Louis XIII. Deux religieux de Saint-Denis, Jacques Doublet et Jacques Colletet, furent députés par l'abbé pour porter les ornements, toujours déposés à l'église, comme c'était l'usage.

Doublet raconte qu'il fut placé près de l'autel et présenta les habits pendant la cérémonie.

Le cardinal de Joyeuse sacra Louis XIII. Ensuite les couronnes, dont l'une était d'or, l'autre d'argent, furent rapportées au trésor de Saint-Denis.

Peu de temps après, le jeune duc d'Orléans mourut à Saint-Germain-en-Laye, à l'âge de quatre ans et demi, le 17 novembre 1611.

On apporta son corps à Saint-Denis sur un chariot couvert de satin blanc, orné d'écussons brodés aux armes d'Orléans. Devant le convoi était un grand nombre de pauvres vêtus d'un grand drap blanc et portant une torche de cire blanche.

Les religieux de Saint-Denis allèrent au-devant du cortège aux portes de la ville, et la cérémonie se fit avec grands honneurs.

En 1616, le roi Louis XIII envoya une lettre de cachet aux religieux de Saint-Denis afin qu'ils ramenassent le corps de la reine Marguerite qui était depuis un an aux Petits-Augustins.

Cette princesse avait épousé en 1572 Henri IV, mais n'ayant pas eu d'enfant, le roi demanda et obtint le divorce du pape Clément VIII en 1599.

Les obsèques eurent lieu sans grande cérémonie, la reine Marie de Médicis en ayant donné l'ordre.

C'était le sieur de Béarn, écuyer de la reine Marguerite, qui avait remis son corps aux religieux. Elle fut inhumée dans le tombeau de son père Henri II, et de Catherine de Médicis sa mère, dans ce magnifique mausolée qui n'existe plus malheureusement pour l'histoire de l'art.

La nouvelle reine de France, Anne d'Autriche, arrivée depuis peu d'Espagne, avait désiré posséder quelques reliques de saints conservées dans l'église de Saint-Denis. Elle pria donc un jésuite, le père Marc-Antoine de Larco, d'aller demander cette faveur. Comme les religieux désiraient beaucoup satisfaire la piété de la reine, en obéissant au cardinal de Guise leur abbé, ils allèrent en grande pompe aux diverses chapelles. Ces reliques furent portées à la reine par deux religieux.

A cette époque mourut Denys de Rubental, qui était grand prieur de Saint-Denis. Quelques mois avant sa mort, il s'était démis de sa charge en faveur de Firmin de Pingré. De Goussencourt fut fait syndic de la congrégation.

La reine mère, Marie de Médicis, se faisait bâtir un superbe palais dans le faubourg Saint-Germain. Ayant appris qu'il restait à Saint-Denis une quantité de marbres ayant été apportés pour le magnifique tombeau de Henri II et de Catherine de Médicis, elle demanda au roi la permission d'en faire prendre quelques-uns. Le roi y consentit de suite, heureux de cette occasion de montrer qu'il était de nouveau en bons termes avec la reine mère. Mais le grand prieur et les religieux s'opposèrent à cette libéralité, prétendant d'abord que le tombeau de Henri II n'était pas achevé, ensuite que la reine avait désiré qu'il fût fait un grand autel digne de la majesté du lieu ; d'autres travaux étaient encore projetés.

Les religieux ayant réclamé, l'ordre du roi avait été suspendu ; mais la reine tint à son idée; le roi obligea les religieux à lui donner les marbres qui n'étaient pas encore commencés.

A cette époque on cite parmi les religieux les plus

célèbres de l'abbaye, Geoffroy de Billy, Georges de la Fontaine, Louis de Morny, Adam Brisset, Dom Nicolas Hughes Ménard, qui a été un des plus grands savants du siècle passé.

En 1623, Henry de Lorraine fut nommé abbé de Saint-Denis. Le grand prieur Firmin Pingré alla recevoir Claude de Robé, archevêque d'Hernolé et coadjuteur de Narbonne, qui avait reçu la procuration d'Henry de Lorraine et qui le représentait à cette cérémonie, le nouvel abbé n'étant âgé que de 9 ans.

Nous voici arrivés à une période où un grand relâchement s'était introduit peu à peu dans les habitudes de piété des religieux de Saint-Denis. Déjà du temps de François Ier les abbés commendataires s'étaient laissés aller à leur cupidité. Maintenant, à part les jeunes novices et profès qui couchaient dans les dortoirs, les anciens moines vivaient dans leurs appartements.

Dans la journée, les jeux, la chasse occupaient leurs loisirs. Voilà où en était arrivé l'ordre de Saint-Benoît, que jusqu'à ce moment on avait cité comme modèle aux autres ordres. Une réforme était nécessaire si l'on ne voulait que ce monastère unique au monde fût complètement perdu. Dieu choisit dans la religion même celui qui devait réorganiser l'ordre de Saint-Benoît et en être le réformateur. Dom Didier de la Cour était né en 1550 à Mouzeville, et avait fait profession de la règle de saint Benoît à Saint-Vanne.

Son intelligence, son érudition, sa piété simple et vraie firent tout pour la réforme complète de ce monastère. L'habit même du religieux fut changé. Dom Didier avait fait venir des vêtements du Mont-Cassin, trouvant qu'ils se rapprochaient davantage de ceux de Saint-Benoît.

Plus de quarante monastères en France prirent modèle sur la nouvelle congrégation de Saint-Maur. Le cardinal de la Rochefoucauld introduisit cette réforme dans le monastère de Saint-Denis, mais ce ne fut pas sans peine, presque tous les religieux désiraient la sécularisation. L'ordonnance du cardinal était si juste, si tempérée, qu'elle réussit auprès des moines, à part quelques opposants. Dom Grégoire Tarisse eut les cloîtres, les dortoirs, l'église, où de suite ils entonnèrent le *Veni Creator*. Après les cérémonies usitées en pareil cas, Dom Grégoire Tarisse fut mis en possession des saintes reliques du trésor, par le cardinal.

« La réforme de la congrégation de Saint-Maur, admise dans Saint-Denis, s'étendit par toute la France sous les favorables auspices de Louis le Juste et de la reine Anne d'Autriche, d'heureuse mémoire. Le cardinal de Richelieu, tout-puissant pour lors, y contribua aussi beaucoup. Ce sage ministre, qui savait mieux que personne en quoi consiste la grandeur et la prospérité d'un Etat (1),

(1) Dom Félibien.

s'appliqua non seulement à perfectionner les sciences et les beaux-arts, mais encore à régler les mœurs de l'un et l'autre clergé séculier et régulier. »

Les premiers supérieurs réformés de la congrégation de Saint-Maur furent : Dom Cyprien le Clerc, Dom Guillaume Girard, Dom Bernard Audibert, Dom Gabriel Théroude, Dom Ignace Philibert, Dom Mathieu Jouault, Dom Jean Harel, Dom Anselme des Rousseaux, Dom Vincent Marsalles, qui donnèrent l'exemple de la plus grande sagesse et d'une parfaite humilité. Dom Lames Le Grand mérite aussi d'être cité pour ses qualités exceptionnelles.

En 1634, la chambre des comptes de Paris fit faire un nouvel inventaire des trésors de l'abbaye. Pour empêcher les dilapidations qui avaient eu lieu dans les siècles précédents, les religieux eux-mêmes avaient eu recours à l'autorité des chambres, car autrefois les abbés et les religieux se servaient à leur guise de l'argent et des pierreries du trésor.

CHAPITRE IX

Religieuses établies à Saint-Denis. — Armand de Bourbon, prince de Conty, abbé de Saint-Denis. — Mort de Louis XIII, ses funérailles. — Visite à l'abbaye de Dom Francisco de Mellos. — Visite des ambassadeurs de la reine de Pologne. — Visite de la reine d'Angleterre Henriette de France, veuve de Charles Ier. — Nouvelles disputes sur saint Denis, aréopagite. — La régence d'Anne d'Autriche. — Visite du roi Louis XIV à Saint-Denis. — Le cardinal Mazarin abbé de Saint-Denis. — La reine de Suède reçue à Saint-Denis. — Le cardinal de Retz, abbé. — Mort de la reine d'Angleterre.

Henry de Lorraine, abbé de Saint-Denis, avait autorisé l'établissement de trois couvents de religieuses.

Sept carmélites du monastère d'Amiens vinrent établir une maison à Saint-Denis en 1625. Le comte de Brienne de la Ville-aux-Clercs en fut le fondateur. Le cardinal de Bérulle et André du Val en ont été les premiers directeurs et supérieurs. Ce monastère était le trente-septième en France de l'ordre des Carmélites, depuis le Pape Clément VIII, à la requête de Mlle de Longueville, selon la réforme de sainte Thérèse en 1603.

Les Ursulines furent établies en 1628 ; elles se

3

consacrèrent principalement à l'éducation des jeunes filles.

L'ordre de l'Annonciade voulut aussi avoir une maison à Saint-Denis. M. de Versigny, président à la cour des aides, favorisa leur établissement.

Enfin l'ordre de la Visitation de Sainte-Marie vint fonder un couvent à Saint-Denis, dirigé par la Révérende Mère Françoise-Elisabeth Phélypaux de Pontchartrain, qui fut la première supérieure.

« En 1641, l'abbé Henry de Lorraine s'étant démis de ses fonctions, le roi nomma pour le remplacer à l'abbaye de Saint-Denis, Armand de Bourbon, prince de Conty. Ce nouvel abbé n'était âgé que de douze ans ! Il vint à Saint-Denis et fut reçu par toute la communauté en chapes. Le supérieur fit la harangue habituelle et lui demanda sa protection pour l'église et pour l'abbaye dont il allait prendre possession, et au même instant le jeune abbé fit le serment accoutumé sur les saints Évangiles, promettant de conserver l'abbaye dans tous ses droits et privilèges, et s'étant mis ensuite à genoux sur un carreau, il adora et baisa la croix que lui présenta le supérieur. Les chantres entonnèrent aussitôt le *Te Deum* que les orgues poursuivirent alternativement, pendant que l'on conduisait le prince au chœur, à sa chaise abbatiale, la première du côté du grand autel. Le cantique fini, le supérieur, qui était monté à l'autel, dit l'oraison de la Trinité, et incontinent commença la messe solennelle.

« Après l'Evangile, le sous-diacre porta le livre à baiser au nouvel abbé. A l'offertoire, le diacre l'encensa devant le chœur et lui porta la patène à baiser à l'*Agnus Dei*.

« A l'issue de la messe, le jeune prince alla au chapitre, où il fit lire ses bulles par un notaire apostolique en présence des religieux.

« De là il fut conduit au grand autel qu'il baisa, puis s'assit dans les deux chaises abbatiales du chœur, ensuite rentra dans le cloître et observa les autres formalités ordinaires, après son dîner, où il invita plusieurs religieux ; il assista à vêpres que l'on chanta sans solennité et retourna le même soir à Paris (1). »

En 1642, mourut en Allemagne la reine Marie de Médicis. Ayant désiré, par son testament, être enterrée à Saint-Denis, Louis XIII son fils donna des ordres pour qu'on fît revenir son corps, ce qui ne fut pas exécuté immédiatement. Les religieux de Saint-Denis avaient fait un service solennel pour la reine mère. Ils en avaient aussi célébré un, mais moins important, pour le repos du cardinal de Richelieu décédé dans le même mois.

En 1643 seulement le corps de Marie de Médicis arriva aux portes de Saint-Denis. L'évêque de Meaux qui avait ordre de ne le recevoir qu'à sept heures du soir, sans beaucoup de cérémonie, fit rester le

(1) Dom Félibien.

chariot hors la ville. Les religieux de Saint-Denis, en chape et un cierge à la main, vinrent au-devant du corps, ainsi que le clergé et la justice de la ville.

L'officiant se plaignit au sieur de Pévy qui conduisait le convoi qu'il ne se trouvât aucun ecclésiastique pour affirmer que c'était bien le corps de la reine mère et la présenter. La cérémonie continua selon l'usage habituel, et le 28 avril le cœur de la reine fut remis aux Jésuites pour le porter à la Flèche où était celui de Henri IV.

Six mois après, le roi Louis XIII mourut, il était revenu à peine convalescent du Roussillon, et eut une recrudescence de mal. Il vit venir la mort avec le plus grand courage, arrangea ses affaires et fit ses adieux aux princes et à ses courtisans. Il voyait de son lit l'église de Saint-Denis. « Voilà, dit-il, ma dernière demeure où je me prépare d'aller bientôt. » Louis XIII avait quarante-deux ans.

Son tempérament avait été épuisé par les fréquentes saignées que l'on faisait alors et pour toutes les maladies.

Pendant le XVIIe, XVIIIe, et une partie du XIXe siècle, on abusa de cette manière de guérir qui fit mourir, hélas ! plus d'un et plus d'une.

Le roi avait désiré que ses funérailles se fissent sans grande pompe.

Il n'y eut point de lit de l'effigie, et son corps ne fut exposé que quatre à cinq jours dans une salle du château.

« Cependant les funérailles furent très solennelles ; l'église était éclairée de plus de quatre mille cierges, les maîtres des cérémonies, précedez d'une compagnie de suisses, de quatre cents pauvres vestus de longues robes de drap noir, chacun tenant dans la main une torche allumée, et des trente crieurs jurez de Paris avec leurs cloches sonnantes, conduisirent à l'église Gaston de France, duc d'Orléans, frère du feu roi, le prince de Condé et le prince de Conty, son fils. Ces trois princes qui faisaient le deuil, estaient vestus de grandes robes dont la queue avait sis à sept aulnes de long.

« Ils avaient le bonnet carré en teste couvert de leurs chaperons. Ils furent ainsi conduits au chœur dans les trois premières des hautes chaises les plus proches de l'autel à droite. Après eux, du même costé, estoient les ducs d'Usez, de Ventadour et de Luynes, la chambre des comptes, la cour des aides et le Chastelet avec la ville au-dessous. Le Parlement en robes rouges occupant tout le côté gauche à l'exception de quelques-unes des dernières chaises remplies par le recteur de l'Université, au-dessous duquel était la cour des monoyes. Le duc de Montbazon, gouverneur de Paris, eut place immédiatement après le premier président du parlement. Le cardinal Mazarin et les évêques, au nombre de vingt, estoient sur les bancs entre le grand autel et le caveau royal, vis-à-vis les ambassadeurs de Portugal, de Malte, de Venise et de Savoye. Derrière ceux-cy étaient placés les religieux du monastère. La grande messe fut chantée par les musiciens de la chambre du roi, etc.

« Le cardinal de Lyon, grand aumônier, officia. Les évêques de Marseille, de Bazas, du Mans et de Saint-Brieuc, étaient en chapes, mitre en tête. Après que les trois princes eurent fait leurs offrandes avec les révérences accoutumées, Jean de Légendes, évêque de Sarlat, fit l'oraison funèbre. A l'élévation furent portez douze flambeaux blancs par autant de pages de la chambre.

« La messe finie, le cardinal et les officiants descendirent au caveau pour les cérémonies de l'enterrement. Il n'y avait qu'une seule absolution. Les cinq chantres entonnèrent le *Libera* et ensuite les deux musiques chantèrent alternativement le *De profundis* pendant que les gardes apportèrent le cercueil couvert d'un poesle de drap d'or dont les quatre coins étaient soutenus par le premier président Molé et les présidents Novion, de Mésines et de Bailleul. Les cérémonies de l'inhumation finies, le duc de la Trémouille faisant l'office de grand maître pour le prince de Condé commanda au roy d'armes d'appeler les officiers du feu roy qui apportèrent les pièces d'honneur, ou les marques de leurs offices, pour être déposées sur le cercueil en la manière accoutumée ; le roy d'armes dit ensuite tout haut par trois fois : *Le roy est mort, prions Dieu pour le repos de son âme.* Après un moment de prières en silence, le même répéta à trois autres reprises : *Vive le roy Louis XIVe du nom* : ce qui fut suivi à l'instant de cris redoublez : Vive le roy, au son des trompettes, des tambours et des autres instruments. »

En 1644, au mois d'octobre, l'abbaye reçut la visite de don Francisco de Mellos, ancien gouverneur des Pays-Bas, qui avait perdu contre le duc d'Enghien la fameuse bataille de Rocroy (1). Il était conduit par ordre de la reine, par M. de Bezançon. Don de Mellos était venu avec sa femme et deux de ses filles. Il fut reçu à l'entrée de l'abbaye par le supérieur et quelques religieux. On lui fit visiter les tombeaux. En passant devant celui de François Ier, Don de Mellos dit qu'il ne faudrait pas apporter les cendres de Charles-Quint, de crainte qu'il ne prît envie aux ombres de ces deux monarques de renouveler leurs anciennes querelles.

Les ambassadeurs du roi de Pologne Ladislas, envoyés pour demander la main de la princesse Louise-Marie de Gonzague de Clèves, séjournèrent pendant huit jours à Saint-Denis où ils reçurent de grands honneurs. Après la cérémonie du mariage, la nouvelle reine de Pologne, accompagnée par la reine mère, fut reçue à l'abbaye en grande pompe.

Parmi les autres visiteurs illustres, nous citerons

---

(1) Le plan original de la bataille de Rocroy, dessiné par le sieur de Beaulieu, géographe du roi, a figuré à côté du buste du grand Condé à l'Exposition universelle de 1900 (Armées de terre et de mer). Appartient à Mme la vicomtesse de Clairval.

encore, en 1646, Henriette-Marie de France, reine
d'Angleterre, forcée par la révolution de son
royaume de venir à Paris ; elle était accompagnée
de son jeune fils le prince de Galles, âgé de seize
ans, et du prince Robert son neveu.

En 1646, Jacques Doublet, ancien religieux de
Saint-Denis, publia de nouveaux aréopagitiques
sous le titre d'*Histoire chronologique pour la vérité
de saint Denis, aréopagite, apôtre de France et premier évêque de Paris*, qui fut dédié au prince de
Conty, abbé de Saint-Denis. L'ancienne querelle
s'était renouvelée parce que Nicolas le Fèvre, ancien
précepteur de Louis XIII, avait dit dans un nouveau
livre que saint Denis, premier évêque de Paris, est
différent de saint Denis aréopagite, premier évêque
d'Athènes. Dom Millet, religieux de la congrégation
de Saint-Maur, entreprit de s'opposer à cette idée
en 1638, par le livre intitulé : *Vindicat ecclesiæ
Gallicanæ de suo areopagito Dionysio gloria*. En
quoi il fut suivi par M. de Sauffay et par quelques
autres bientôt après.

Le nombre des adversaires ne laissa pas de se
multiplier. On vit paraître en 1641 la dissertation
de *Dionysius* du P. Simonet, et dans la même année
le jugement des aréopagitiques d'Hildmis, par M. de
Lannoy, qui se firent l'un et l'autre beaucoup de
partisans. On opposa la *sainte Apologie pour saint
Denys aréopagite*, composée par François Gerson,
docteur en théologie, et le traité latin intitulé

Joannis samblacati Tholosatis, Palladium Galliæ.
Ce dernier ne demeura pas sans réplique. M. de
Lannoy le réfuta exprès par ses observations latines,
et après que Dom Germain Milet eut fait imprimer
sa réponse au père Sirmand, en 1642, M. de Lannoy,
qui devint pour ainsi dire le chef des antiaréopa-
gistes, répliqua aussitôt sous le titre de *Respon-
sionis ad dissertationem de duobus Dyonysis discusso.*
Dom Germain Millet, maltraité dans cet ouvrage, aima mieux garder le silence que d'y répondre, ce qui obligea Dom Hugues Ménard de
prendre la défense de son confrère dans le livre
Unico Dionysis diatriba... Quant à Doublet, il publia une histoire chronologique en faveur de saint
Denys aréopagite. Ceci ne fit aucun doute, bien
que la discussion à ce sujet ait encore recommencé
de nos jours.

A cette même époque un religieux de Saint-Denis,
Dom Antoine de Belloy de Francières, fit une fondation de quatre cent cinquante livres de rente à
distribuer tous les ans le jour de la Purification à
trois jeunes filles pauvres de la ville de Saint-Denis
après la célébration de leur mariage, d'après le
contrat de donation en 1648. Depuis cette époque a
lieu à Saint-Denis chaque année le mariage *des
rosières,* cérémonie qui s'est perpétuée jusqu'à nos
jours.

Depuis l'avènement au trône du jeune roi Louis
XIV et la sage régence d'Anne d'Autriche, l'Etat

était assez tranquille. Cinq victoires avaient été remportées par les ennemis de la France. Mais bientôt les guerres civiles se déclarèrent ; celles de religion et la Fronde amenèrent dans l'abbaye l'occupation alternative de ses locaux par le parti prépondérant. Le report de la mense abbatiale de Saint-Denis sur celle de la maison de Saint-Cyr et enfin la suppression du titre et de la dignité de l'abbé prononcée par Louis XIV en 1691, telles sont les principales vicissitudes de l'abbaye pendant le xviiᵉ siècle (1). Le 18 janvier 1650, les princes de Condé, de Conty et le duc de Longueville furent enfermés à Vincennes (2). Comme le prince de Conty était abbé de Saint-Denis, les religieux envoyèrent leurs respects à la princesse de Condé sa mère.

En 1652, le roi Louis XIV fit sa première visite à Saint-Denis. Il était accompagné de la reine mère et du cardinal Mazarin. Le roi, pour montrer son attachement au peuple de Paris, permit aux boulangers de Gonnesse de porter le pain à l'ordinaire.

L'année 1654, le prince de Conty, au moment de son mariage, avait donné sa démission d'abbé au roi qui en gratifia le cardinal Mazarin. Les religieux s'empressèrent d'aller saluer leur nouvel abbé, qui à son tour les assura de son dévouement. Peu de

_____

(1) *L'Abbaye de Saint-Denis*, par Mᵐᵉ Félicie d'Ayzac.
(2) Voir *Histoire du Château de Vincennes*, par Jules de Varaville. — Librairie d'Education nationale.

temps après, les guerres civiles étant terminées, le roi, âgé de seize ans, donna des ordres pour être sacré à Reims, et fit parvenir aux religieux de Saint-Denis une lettre de cachet afin qu'ils se rendissent à Reims avec la couronne de Charlemagne et les ornements d'usage. La cérémonie eut lieu le 7 juin 1654.

En 1656, la reine de Suède, fille de Gustave-Adolphe, vint à Saint-Denis et fit ses prières devant le grand autel. Ensuite on lui fit visiter l'abbaye.

Lorsque le cardinal Mazarin mourut à Vincennes (1), il fut remplacé à l'abbaye par le cardinal de Retz, ce qui le dédommagea de sa démission d'archevêque de Paris. Il se passa deux ans avant que le nouvel abbé fît son entrée à Saint-Denis. Il y fut reçu avec joie et respect par les religieux. Il est un des abbés qui aient laissé le plus grand souvenir.

En 1666 mourut la reine Anne d'Autriche ; elle avait donné, ainsi que Louis XIV, un énorme accroissement à la congrégation de Saint-Maur. Anne d'Autriche fut inhumée à Saint-Denis. Le roi voulut que de splendides obsèques fussent faites à sa mère.

Trois ans plus tard, mourut à Colombes Henriette-Marie de France, reine d'Angleterre, troisième fille de Henri IV. Elle eut sa sépulture aussi à Saint-Denis.

(1) *Histoire du Château de Vincennes*, par Jules de Varaville.

CHAPITRE X

La cour portait encore le deuil de Henriette de France et d'Angleterre, veuve de Charles Ier, lorsqu'une nouvelle imprévue et plus douloureuse encore impressionna la cour et la ville. Madame Henriette Stuart, femme du duc d'Orléans, frère du roi, venait d'être enlevée rapidement. On disait tout bas par le poison.

Dans la journée qui précéda sa mort, la princesse avait demandé un verre d'eau de chicorée à la glace qui avait été apporté à sa dame d'honneur Madame de Gamaches qui le lui avait présenté. Peu après, la princesse étant fatiguée s'assoupit, et elle fut si changée que son entourage s'en alarma. A son réveil elle fut prise de vives douleurs et de vomissements que c'était pitié de la voir. Les médecins appelés en toute hâte déclarèrent l'état grave (1). Il ne fit qu'empirer. La duchesse d'Orléans, comprenant que tout espoir était perdu, demanda les secours de la religion, et si ses atroces souffrances ne l'avaient tant altérée, on eût pu dire qu'elle mourut *avec grâce* et édifia tout le monde par sa piété et son courage. Elle était âgée de vingt-six ans.

Le roi, qui voulait donner à tous des marques de l'estime qu'il avait toujours eue pour les mérites de cette princesse, ordonna que ses funérailles fussent faites avec une solennité et une magnificence extraordinaires. On porta son cœur au Val-de-Grâce, et ses entrailles aux Célestins de Paris, le 2 juillet. Le corps fut apporté à Saint-Denis le 5, mis entre les mains des religieux et déposé à l'entrée de l'église par l'abbé de Montaigu, aumônier de la princesse, en présence de Mademoiselle, accompagnée de la princesse de Conty, de la duchesse de Longueville et de plusieurs seigneurs et dames de la cour. Après la cérémonie de la réception et la

(1) Il paraît que dans le premier moment de trouble où un événement si terrible avait jeté tous les esprits, les médecins qu'on avait appelés de Paris et de Versailles, ne voulant ou n'osant pas s'expliquer sur les causes réelles ou présumées d'une crise si extraordinaire, se méprirent dans le choix des remèdes. Peut-être en reconnurent-ils l'inutilité. (Le cardinal de Bausset.)

messe solennelle célébrée par le grand prieur de
l'abbaye, on déposa le corps dans une chapelle du
chevet, pour y être gardé nuit et jour jusqu'à
l'inhumation.

La pompe funèbre, l'une des plus belles que l'on
eût vues depuis longtemps, eut lieu le 21 août. La
décoration était splendide ; le tenture du chœur formait comme une espèce de voûte, de sorte que
l'église n'ayant de lumière que celle d'une infinité
de cierges allumés, paraissait bien ce qu'on avait
voulu représenter, c'est-à-dire un lieu de tristesse
et de douleur. Le reste de la décoration répondait
au même dessein, et l'on voyait partout les trophées
de la mort comme autant de marques du souverain
empire qu'elle exerça également sur les grands et
les petits. Au milieu du chœur, sous un dais magnifique qui pendait de la voûte, l'on avait élevé un
riche mausolée où était le corps de la princesse.
Le coadjuteur de Reims officiait pontificalement
assisté des seuls religieux qui lui servirent de
diacres et de sous-diacres. La messe fut chantée par
la musique du roi. La reine, qui voulut honorer de
sa présence la pompe funèbre, y assista *incognito*.
Le roi Casimir fut présent de même. Monsieur le
Prince conduisit Mme la princesse de Conty à l'offrande, M. le duc d'Enghien mena Mme la duchesse
de Longueville, et M. le prince de Conty Mme la
princesse de Carignan. On omit à cette cérémonie
une partie des révérences accoutumées, le roi

l'ayant ainsi ordonné à cause du différend qui était entre le clergé et le parlement.

Après l'offrande, l'abbé Bossuet, nommé à l'évêché de Condom, prononça l'oraison funèbre avec une grâce et une éloquence qui ravirent toute l'assemblée (1) ; nous en citons quelques passages.

MONSEIGNEUR,

« *Vanité des vanités, tout est vanité.*

« J'étais donc encore destiné à rendre ce devoir funèbre à très haute et très puissante princesse Henriette - Anne d'Angleterre, duchesse d'Orléans. Elle, que j'avais vue si attentive pendant que je rendais le même devoir à la reine sa mère, devait être sitôt après le sujet d'un discours semblable, et ma triste voix était réservée à ce déplorable ministère !

« O vanité ! O néant !

« O mortels ignorants de leurs destinées !...

. . . .

« Princesse, le digne objet de l'admiration de deux grands royaumes, n'était-ce pas assez que l'Angleterre pleurât votre absence, sans être encore réduite à pleurer votre mort ? Et la France qui vous revit avec tant de joie environnée d'un nouvel éclat, n'avait-elle plus d'autres pompes et d'autres triomphes pour vous au retour de ce

(1) *Histoire de l'Abbaye de Saint-Denis,* par Dom Félibien,

voyage fameux d'où vous aviez remporté tant de gloire et de si belles espérances. *Vanité des vanités, et tout est vanité !* C'est la seule parole qui me reste. . . . .

. . . .

« Chrétiens, ne murmurez pas si Madame a été choisie pour nous donner une telle instruction ! Il n'y a rien ici de rude, puisque, comme vous le verrez dans la suite, Dieu la sauve par le même coup qui nous instruit. Nous devrions être assez convaincus de notre néant ; mais s'il faut des coups de surprise à nos cœurs enchantés de l'amour du monde, celui-ci est assez grand et assez terrible. O nuit désastreuse ! O nuit effroyable ! où retentit tout à coup comme un éclat de tonnerre cette étonnante nouvelle : *Madame se meurt ! Madame est morte* (1) ! Qui de nous ne se sentit frappé à ce coup comme si quelque tragique accident avait désolé sa famille ?. . . .

. . . .

« Quoi donc, elle devait périr sitôt ! Dans la plupart des hommes, les changements se font peu à peu, et la mort les prépare ordinairement à son dernier coup. Madame cependant a passé du matin au soir ainsi que l'herbe des champs. Le matin elle fleurissait avec quelle grâce ! vous le

(1) Ici Bossuet se troubla et fut interrompu par ses propres sanglots. Tout son auditoire pleurait.

savez : le soir nous la vîmes sécher, et ces fortes expressions par lesquelles l'Ecriture sainte exagère l'inconstance des choses humaines doivent être pour cette princesse si précises et si littérales. » . . . .

. . . .

A la fin de l'année 1670, les religieux de Saint-Maur ordonnèrent une mission dans l'église de Saint-Denis qui dura jusqu'à l'octave des Rois en 1671, que l'on choisit pour la communion générale.

En 1671 moururent deux enfants du roi, Philippe, duc d'Anjou, âgé de trois ans, et en 1672, Mme Marie-Thérèse de France, âgée de cinq ans ; il fut fait à chaque enfant de grandes funérailles à l'abbaye.

Ensuite vint le décès de Mme Marguerite de Lorraine, veuve de Gaston, duc d'Orléans, puis le roi perdit son troisième fils ; les obsèques eurent lieu à l'abbaye.

Il y avait dix ans que le cardinal de Retz était abbé de Saint-Denis lorsque le partage des biens de l'abbaye fut décidé, afin d'éviter des contestations entre les agents des abbés et les religieux. Ce partage fut donc fait le 5 avril 1672 entre le cardinal de Retz, abbé de Saint-Denis, et les religieux, devant Charles Le Clerc deLesseville, sous-doyen des conseillers du grand conseil. Le cardinal de Retz, à son entrée à Saint-Denis, avait fait commencer un ornement splendide en broderie d'or et d'argent sur fond rouge. Il se composait de quarante pièces, et ne fut fini qu'en 1674. Il paya ensuite pour onze cent mille écus de dettes, ce qui n'était pas commun parmi les bénéficiers.

Le cardinal eut un instant la pensée d'abandonner le cardinalat et d'embrasser la vie monastique, étant détaché des choses de ce monde ; il l'écrivit au pape Clément X, qui se contenta d'admirer ce projet, mais refusa d'en permettre l'exécution.

Dans ce même temps arriva la mort de Turenne, tué par un boulet de canon près de Strasbourg, le 27 juillet 1675, à l'âge de soixante-quatre ans.

Ce fut un des plus grands capitaines de la France, ses amis et ses ennemis ont été unanimes pour le juger. Le roi honora sa mémoire en lui faisant la même sépulture qu'aux rois à l'abbaye de Saint-Denis. Dom Claude Martin et ses religieux reçurent son corps huit ou dix pas avant la nef, comme l'on a coutume pour les princes du sang. Le lendemain on lui fit un service solennel et le roi permit à la famille de Bouillon de lui construire un tombeau dans l'église de Saint-Denis où l'on peut encore le voir de nos jours (1).

En 1678, le cardinal de Retz visita plusieurs églises de l'Exemption de Saint-Denis ; il résida presque toujours à son abbaye ou chez sa nièce la duchesse de Lesdiguières, et il officia jusqu'au moment de sa

_____

(1) Les cendres de Turenne reposent aux Invalides, où Napoléon I⁰⁰ les a fait transporter.

mort, qui arriva en 1679. Il n'avait pas fait de testament. .

Le cœur du cardinal avait été porté en l'église des religieuses du Calvaire, au Marais. Son service solennel eut lieu seulement le 4 novembre. Son corps était déjà déposé près la grande grille, à côté du chœur où il avait plusieurs fois désiré être inhumé, sous une colonne semblable à celle du cardinal de Bourbon, qui était en face.

La France se réjouissait de la naissance du duc de Bourgogne, lorsque, la même année, la reine Marie-Thérèse, épouse de Louis XIV, mourut, et cette fin inattendue remplit la cour de tristesse.

Aussitôt que le décès fut connu à Saint-Denis, le grand prieur Dom Bougis ordonna des prières et fit un mandement. Le jeudi 3 août, les religieux célébrèrent un service solennel en attendant le magnifique service des obsèques. Ce jour-là les religieux, au nombre de cent, tous en chapes, précédés du clergé de la ville, allèrent au-devant du convoi à un quart de lieue de Saint-Denis. Trois cents pauvres vêtus de gris et portant chacun un flambeau allumé marchaient en tête ; suivaient les officiers des sept offices, savoir la paneterie, l'échansonnerie, etc., tous à pied, puis les autres officiers de la reine à cheval, ensuite neuf carrosses de deuil où étaient Mlle de Bourbon, Mme la princesse de Conty (1),

(1) Dom Félibien.

Mme la duchesse d'Enghien et Mme la grande duchesse, chacune accompagnée de plusieurs dames de la cour. Tous ces carrosses, dont quatre étaient aux armes du roi, couverts de violet, et cinq aux armes de la feue reine, couverts de noir, étaient environnés de valets de pied portant des flambeaux. Deux compagnies de mousquetaires venaient ensuite, avec les chevau-légers, les pages de la grande écurie, les hérauts d'armes et la compagnie des cent Suisses. Le corps avait été reçu sur le parvis avec le cérémonial habituel. Bossuet fit de cette pieuse reine l'oraison funèbre. Il la termina ainsi :

« Demandez à Dieu avec Salomon (1) la sagesse qui vous rendra digne de l'amour des peuples et du trône de vos ancêtres, et quand vous songerez à vos devoirs, ne manquez pas de considérer à quoi vous obligent les immortelles actions de Louis le Grand et l'incomparable piété de Marie-Thérèse. »

Le caveau des Bourbons, dans lequel devait être inhumée la reine, se trouvant rempli de sépultures, on dut l'agrandir, et, en attendant qu'il fût prêt, on déposa le corps de la reine dans une chapelle ardente pour y être gardé jour et nuit jusqu'à la cérémonie des obsèques.

En 1691, le roi et la reine d'Angleterre vinrent à

---

(1) Louis XIV, au moment de la mort de Marie-Thérèse, en avait fait le plus grand éloge possible. *Voilà, dit-il, le premier chagrin qu'elle m'ait donné.*   (La Harpe.)

l'abbaye. Ils furent reçus à l'entrée de l'église. Le grand prieur, assisté d'un diacre et d'un sous-diacre revêtus de leurs plus beaux ornements, leur fit le discours d'usage et leur présenta l'eau bénite.

Leurs Majestés l'ayant remercié firent leur acte d'adoration et entrèrent sous le dais.

Après s'être rendus aux prie-Dieu, ils visitèrent le trésor, les saintes reliques, les tombeaux. Ensuite on conduisit les souverains dans une salle du monastère où une collation avait été préparée.

« L'affaire de la suppression du titre d'abbé de Saint-Denis et de l'union de la mense abbatiale à la maison de Saint-Louis à Saint-Cyr, qui se poursuivait à Rome depuis plusieurs années, venait enfin d'être conclue au gré de la cour. Innocent XII ne différa pas de se rendre au désir de Sa Majesté (1). »

« Le pape, par sa bulle du 23 février 1691, confirma le nouvel établissement de la communauté de Saint-Louis à Saint-Cyr, dans la vue du bien que la bonne éducation de tant de jeunes demoiselles devait procurer à la France. Et comme les fonds que le roi avait assignés à cette nouvelle maison n'étaient pas assez nombreux, le pape permit d'y joindre tous les biens et revenus de la mense abbatiale de Saint-Denis ; Dom Charles le Bouyer était alors abbé. Il avait la noblesse du sang et l'es-

(1) Dom Félibien.

prit le plus remarquable et le plus élevé, humble, bienfaisant et discret. »

En 1715 mourut Louis XIV ; sa fin fut digne de son règne, il dit des adieux touchants et admirables à son entourage. Tout le monde connaît les paroles qu'il adressa au petit Dauphin en le bénissant :

« Mon cher enfant, vous allez être le plus grand roi du monde. N'oubliez jamais les obligations que vous avez à Dieu. Ne m'imitez pas dans les guerres, tâchez de maintenir toujours la paix avec vos voisins, de soulager votre peuple autant que vous pourrez, ce que j'ai eu le malheur de ne pouvoir faire par les nécessités de l'Etat, suivez toujours les bons conseils, et songez bien que c'est à Dieu à qui vous devez tout ce que vous êtes. Je vous donne le père le Tellier comme confesseur, suivez ses avis et ressouvenez-vous toujours des obligations que vous devez à Mme de Ventadour (1). »

Louis XIV reçut les derniers sacrements avec une piété sincère, et répondit même aux prières des agonisants. Il rendit l'âme le 1er septembre 1715. Ses funérailles ont été célébrées en grande pompe à Saint-Denis, suivant le cérémonial pour les rois de France. Massillon prononça l'oraison funèbre, où il fait entendre ces paroles qui

_____

(1) M. Leroy, *Curiosités historiques*.

seront toujours vraies dans tous les siècles présents et futurs : « *Dieu seul est grand, mes frères.* »

Louis XIV étant mort, son arrière-petit-fils lui succéda au sortir de l'adolescence ; il épousait la vertueuse Marie Leckzinska ; ils eurent dix enfants, dont Madame Louise de France fut le dernier.

Nous avons parlé dans le chapitre précédent du monastère du Carmel qui fut fondé à Saint-Denis ; il est donc impossible, en citant le nom de cette princesse qui en a été une des religieuses les plus saintes, de ne pas parler de ses vertus. Sa première gouvernante fut la duchesse de Tallart. A l'âge de quatorze ans, on la conduisit à l'abbaye de Fontevrault. Elle fut confiée aux soins particuliers de Mme de Saulanges, religieuse d'une grande distinction et d'une haute vertu : la royale enfant n'eut qu'à se louer de l'éducation ferme qu'elle en reçut, et elle lui en témoigna jusqu'à la mort une reconnaissance parfaite (1). Mme Louise quitta Fontevrault dans le courant d'octobre 1750. Installée à Versailles auprès de ses sœurs avec le train de maison qui convenait à son rang, elle avait résolu de rester sur ce théâtre plus brillant de la cour, ce qu'elle n'avait cessé d'être dans la solitude discrète de la vieille abbaye.

Un événement imprévu vint augmenter le désir qu'avait cette princesse d'entrer en religion. Mme de

(1) E. Regnault, S. J.

Rupelmonde, jeune femme d'une haute situation et d'une grande fortune, venait d'entrer au Carmel sous le nom de sœur Thaïs de la Miséricorde, à la suite de violents chagrins causés par la perte de ses plus chères affections. La reine Marie Leczinska et ses filles avaient assisté à la vêture.

Le 30 janvier 1770, l'archevêque de Paris, Christophe de Beaumont, confident déjà ancien des perplexités et des désirs de la princesse, fut chargé par elle d'en parler au roi et d'obtenir un consentement indispensable pour son entrée en religion. Louis XV, consterné à cette nouvelle dans son amour de père, demanda quinze jours pour donner sa réponse !..

Le 16 février, une lettre du roi lui apportait l'autorisation demandée, et le 11 avril, tous préparatifs achevés en secret, elle voyait se refermer sur elle la grande porte du Carmel de Saint-Denis. Là, elle devint le modèle de toute la communauté, donnant l'exemple de l'abnégation, de la plus grande piété, se faisant la plus humble de ses sœurs. Lorsqu'elle mourut, elle était arrivée à un si grand degré de sainteté qu'on obtint plusieurs guérisons par son intercession. En 1873 elle a été nommée vénérable par le Souverain Pontife Pie IX, et tout donne lieu d'espérer qu'elle sera proclamée sainte en ce nouveau siècle (1).

(1) E. Regnault, S. J.

Quand Louis XV venait à Saint-Denis visiter Mme Louise de France, qui fut, ainsi que nous l'avons dit, d'un si grand exemple à la cour d'abord, et ensuite au Carmel, le roi se rendait aussi à l'abbaye et passait de longs instants auprès du prieur Dom Boudier, qui était vénéré de tous à cause de sa grande bonté, de sa charité inépuisable pour les malheureux; il prenait sur sa ration quotidienne pour porter à ceux qui avaient faim et donnait la nourriture du corps et de l'âme. Il mérita le surnom de *Père des pauvres*, et le pape Clément XIV l'eut en haute estime.

Mais revenons aux derniers moments du roi Louis XV, dont la fin édifiante fut digne de celle de son aïeul Louis XIV.

Mme Louise ayant appris que son père était gravement malade, lui avait envoyé un crucifix auquel le pape avait attaché des indulgences *in articulo mortis*. Louis XV s'était montré très ému de l'attention de sa fille : « Ah ! dit-il, que je la reconnais bien là (1) ! » Le clergé s'approche avec les sacrements. Le royal malade rejette avec vivacité ses couvertures et s'efforce de s'agenouiller en s'appuyant sur le devant de son lit. Comme les médecins l'engageaient à se recouvrir : « Quand mon grand Dieu, dit-il, fait à un misérable comme moi l'honneur de le venir trouver, c'est bien le

(1) Mémoire manuscrit des religieuses et compagnes de Mme Louise de France.

moins qu'il soit reçu avec respect (1). » Après la communion, le cardinal de la Roche-Aymon lit à haute voix l'amende honorable que le souverain fait à son peuple : « Quoique le roi, s'écrie le cardinal, ne doive compte de sa conduite qu'à Dieu seul, il déclare qu'il se repent d'avoir causé du scandale à ses sujets. » A ces mots le mourant dit d'une voix brisée par l'agonie : « Répétez, Monsieur l'aumônier, répétez ces paroles (2). »

Selon l'usage, une bougie avait été placée à la fenêtre du roi, qu'on devait éteindre à son dernier soupir.

A peine le roi fut-il mort, c'était à qui fuirait la chambre funèbre, l'air étant infesté ; on sait que le roi était mort de la petite vérole noire.

Ses filles dévouées, ainsi que quelques prêtres, le veillèrent sans craindre la contagion. Le corps fut roulé dans les draps de lit et placé dans un double cercueil de plomb et de chêne avec des aromates.

Le 12 mai au soir, le corps de l'infortuné roi fut mis sur une voiture de chasse, puis quelques pages et une cinquantaine de palefreniers avec des torches l'escortèrent jusqu'à Saint-Denis, où il arriva à 11 heures du soir, non sans avoir été hué souvent par la foule le long du chemin (3).

---

(1) Imbert de Saint-Amand.
(2) *La cour et la ville.* Imbert de Saint-Amand.
(3) Beaucoup de gens criaient : taïaut, taïaut, en se moquant de la façon dont le roi prononçait ces paroles à la chasse.

Après la mort de Louis XV, le roi Louis XVI son petit-fils et la reine Marie-Antoinette vinrent souvent faire leurs dévotions à l'abbaye et accordèrent leur protection aux religieux. Quelques années passèrent, l'orage qui allait éclater bientôt commençait à gronder.

Cependant, en 1786, les bénédictins avaient reconstruit dans l'abbaye et dans le monastère les pans de mur et les parties qui à cause de leur vieillesse menaçaient ruine. Tout fut presque entièrement rebâti par les jeunes profès qui transportaient, posaient les pierres, montaient l'eau comme les meilleurs ouvriers. Les moines sculpteurs et ciseleurs firent des merveilles ; il existe encore de nos jours à côté des cloîtres et près de la chapelle une grille splendide en fer forgé, ainsi que de superbes rampes d'escalier confectionnées au xviiie siècle par le frère Pierre Denis, un convers de l'abbaye. Il en a exécuté aussi dans la basilique et à Chelles que l'on considère comme des chefs-d'œuvre.

On voit dans la galerie septentrionale du cloître une belle statue de la sainte Vierge sculptée et posée par Séruque (1). On y lit *Monstra te esse matrem.* Dom Boudier en avait fait hommage à sa communauté, et l'installation fut l'objet d'une grande cérémonie. Dom Boudier, dont nous avons parlé plus haut, est enterré à ses pieds, et la pierre funé-

(1) *Histoire de l'Abbaye de Saint-Denis*, par Mme Félicie d'Ayzac.

raire avec la date de sa mort, 8 octobre 1787, sub-
siste encore.

C'est devant cette statue de la sainte Vierge qu'on
réunit en été les petites classes des élèves de la
Légion d'honneur pour faire la prière du soir, afin
que cette divine Mère, le modèle de toutes les mères,
protège et console les enfants éloignés de leur
famille !

Là aussi, le soir de la première communion, les
jeunes filles, couvertes de voiles blancs et cierges à
la main, vont, suivies de toute la maison, faire l'acte
de consécration à la sainte Vierge. Une d'elles le lit
à haute voix (1).

À la fête de l'Assomption on entourait la statue
de la sainte Vierge jusqu'à la hauteur de son buste
dans un pompeux revêtement de fleurs blanches,
gracieuse décoration que remarqua Victor Hugo à
une de ces fêtes où il avait été admis dans le cloître.

Se penchant vers sa fille, enfant (2), depuis objet

(1) En 1862, Mlle Thérèse Morizot, petite-fille de la surintendante Daumesnil, le récita au nom de ses compagnes : « Très
sainte Marie, mère de Dieu, souveraine maîtresse des anges
et des hommes, celles que vous voyez ici prosternées à
vos pieds sont autant d'enfants que votre cher Fils a nour-
ries pour la première fois de son Corps adorable et que leur
première communion a rendues plus particulièrement les
vôtres. Chargée d'exprimer les sentiments dont elles sont pé-
nétrées, je vous offre leur cœur et le mien. Nous vous deman-
dons de mettre le comble à notre bonheur en nous accordant
votre sainte protection et en nous rendant des enfants dignes
de la meilleure de toutes les mères ! »
(2) Mme Vacquerie.

de tant de larmes, mais alors dansante et joyeuse
et dont il tenait la petite main : « *C'est, lui dit-il, la
sainte Vierge, vois-tu ? Aujourd'hui sa fête, elle a
mis sa robe de fleurs.* »

Une des plus grandes curiosités des anciens travaux des moines se trouvait autrefois près du grand
escalier des dortoirs à côté du réfectoire ; c'était un
lavabo monolithe antérieur au xiiie siècle, dont on
voit maintenant la vasque dans la cour du Palais des
beaux-arts à Paris. La vasque en bronze, plus petite,
qui en formait le couronnement, les statuettes
d'animaux éparpillées dans les deux vasques et le
grand plateau qui formait la base de cet ensemble
ont été enlevés et fondus en 1794. L'antiquité de ce
qui reste en fait une des choses les plus curieuses
de cet ordre qui soient en France (1).

Le 8 octobre 1789, le grand prieur Dom Verneuil
eut l'extrême douleur de lire au chapitre assemblé,
un décret qui abolissait les vœux faits en religion,
supprimait les communautés, en sécularisait leurs
membres et en confisquait les biens. Mais ce n'est
qu'en 1791 que les religieux quittèrent définitive-
ment cette abbaye, où depuis tant de siècles les
savants et pieux bénédictins s'étaient distingués !

_____

(1) Il y avait aussi des prisons sous le monastère, on y
accédait par une échelle que l'on retirait. En 1815, Mme d'Al-
vymare, alors économe, fit rehausser le terrain de ces cachots
et enlever les anneaux de fer scellés dans la muraille, ainsi
que les lourdes portes de bois et de fer. On a utilisé ces sous-
sols pour les calorifères et les tuyaux de gaz.

Leur chagrin fut immense. Ils baisaient en pleurant les dalles de leur cellule avant de la quitter pour toujours. Plusieurs se retirèrent dans des villages, errants, privés de tout. Quelques moines restèrent dans la ville de Saint-Denis, ne pouvant s'arracher de leur ruche comme des abeilles laborieuses.

Un décret parut qui déclara que Saint-Denis s'appellerait désormais *Denis-Franciade, la profession de saint étant abolie.*

CHAPITRE XI

Le 6 août 1794, commencèrent dans la basilique la violation et la spoliation des tombes royales. Deux des religieux expulsés, Dom Germain Poirier et Dom Puthod de la Maisonrouge, ayant été avertis de l'attentat qui se préparait, suivirent les dévastateurs et assistèrent à ce funèbre carnage, ensuite ils en écrivirent le récit.

Il ne fut trouvé que peu de choses dans les cercueils des tombeaux en pierre.

Quelques fils d'or faux dans celui de Pépin.

Une inscription sur simple lame de plomb, un sceau d'argent de forme ogivale dans celui de Constance de Castille, deuxième femme de Louis VII le Jeune en 1160. Il pesait trois onces 1/2 (cabinet des Antiques, Bibliothèque nationale).

On trouva encore dans le tombeau de Charles V une couronne en vermeil (1). Dans ceux de Jeanne de Bourbon et de Louis VIII des bandes d'étoffe.

Le 12 octobre on ouvrit le tombeau des Bourbons. Le premier cercueil qui fut tiré fut celui de Henri IV, de ce roi qui avait été si bon pour le peuple et si aimé de lui! Son corps était admirablement conservé et son visage très reconnaissable. Les yeux clos avaient leurs cils, les cheveux et la barbe avaient poussé. Le suaire qui l'entourait était disposé de bandelettes comme les anciennes momies d'Egypte. Le corps fut déposé dans le passage de la chapelle basse pendant deux jours. Robespierre eut la curiosité de le voir, il se pencha et l'examina longuement. Avant de se retirer il arracha avec précaution deux poils du royal cadavre, et les mit avec soin dans son portefeuille. Il eût été à souhaiter que Robespierre épargnât au moins la dépouille de ce bon roi, puisqu'il en montrait un certain respect! Mais comment attendre de la pitié pour les morts d'un homme qui en avait si peu pour les vivants et qui laissait en permanence fonctionner la guillotine!

(1) *Les tombeaux de Saint-Denis*, etc., par J. O. Paris, F. M. Maurice, 1825.

Les restes de Henri IV allèrent donc rejoindre ceux de ses prédécesseurs dans la fosse creusée à cet effet sous l'ancienne chapelle des Valois.

Après Henri IV on exhuma Louis XIII, qui fut reconnu à sa moustache. — Louis XIV était devenu tout noir et dans un état de putréfaction affreux; son cadavre exhalait une odeur pestilentielle. Marie-Thérèse, la femme de Louis XIV, Madame Henriette Stuart, duchesse d'Orléans, réduites à rien, méconnaissables, en un fouillis d'os et de chairs liquides! voilà ce qui restait de tant de splendeurs, de tant de puissance, de tant de charmes!

« *Memento, homo, quia pulvis es et in pulverem reverteris* : « Homme, souviens-toi que tu es poussière et que tu retourneras en poussière ! »

Les violateurs de ces cendres sacrées, eux aussi, depuis longtemps sont retournés en poussière ! ! ... Dans le cercueil de Louis XV on trouva son corps assez conservé ; mais lorsqu'il eut été apporté près de la fosse et qu'on le prit pour l'y jeter, il s'affaissa au contact de l'air et répandit une odeur telle qu'on dut brûler du soufre et tirer des coups de fusil. Plusieurs des hommes qui s'étaient chargés de cette triste besogne tombèrent malades et un en mourut.

Le seul cercueil qui fut respecté en 1794 fut celui de Turenne. On transporta son corps dans l'église des Petits-Augustins, et plus tard, Napoléon, voulant rendre hommage aux restes de ce grand homme, le

fit mettre aux Invalides où il est encore. Quant à
tous les autres cercueils des tombeaux de l'abbaye,
lorsqu'on avait profané et jeté les corps qui s'y
trouvaient, on fondait le plomb avec une machine
installée sur place, et on brûlait le bois !...

La même année les fêtes révolutionnaires succédèrent aux fêtes chrétiennes ; ce fut d'abord le
temple de la *Raison*, puis un dépôt d'artillerie ;
un théâtre de saltimbanques y vint échouer, un
marché public s'y installa. Ensuite on y mit un
moulin à bras, et un club révolutionnaire y tenait
ses réunions ainsi que les administrateurs du dis-
trict. L'abbaye avait été saccagée, ses vitraux brisés,
une partie de sa toiture manquait !

Enfin, en 1795, on mit à la porte les envahisseurs
de cette abbaye qu'ils avaient profanée de tant de
manières ! On installa un hôpital militaire dans le
monastère. Ces murs qui avaient abrité les bénédictins et dont l'écho des cloîtres résonnait de
leurs saintes mélodies, allaient donner asile aux défenseurs des armées de la République ! Les soldats
succédant aux moines leurs frères !

« Le 25 mars 1809, par un décret impérial, la
basilique, quelques-unes de ses dépendances immé-
diates et le bâtiment du *Trésor* aujourd'hui détruit,
étaient adjugés comme résidence au Chapitre épis-
copal constitué le 20 février 1806 et composé de
dix chanoines, tandis que la Légion d'honneur
était mise en possession des bâtiments monastiques

et de l'ancien parc des bénédictins. L'abbaye était érigée en maison d'éducation pour les filles des officiers légionnaires (1), désormais placée sous la dépendance d'un grand chancelier. Une surintendante la dirige. Elle est assistée par six dames dignitaires. Le nombre des élèves de nos jours est de 520. »

Une première maison d'éducation de la Légion d'honneur, dont nous parlerons dans un de ces chapitres, avait été fondée au château d'Ecouen par l'empereur, qui y installa pour la diriger Mᵐᵉ Genet Campan, l'ancienne lectrice de la reine Marie-Antoinette qui avait soumis à Napoléon un vaste plan d'éducation.

Adrienne-Charlotte Bonnet, veuve du comte François-Charles Dubouzet (colonel de la 104ᵉ demi-brigade d'infanterie, tué à Jemmapes en 1792), baronne de l'empire par décret impérial du 14 décembre 1813, fut d'abord dame surveillante des études et inspectrice à Ecouen, puis en 1810 première surintendante de la maison de Saint-Denis. Elle remplit jusqu'en 1816 ses fonctions de surintendante avec une grande intelligence, et organisa Saint-Denis sur le modèle d'Ecouen. Elle reçut une pension de 4,000 fr. Sa santé étant devenue mauvaise, elle donna sa démission le 3 mars

_____

(1) *Saint-Denis, sa basilique et son monastère*, par Félicie d'Ayzac.

4***

1816. Elle mourut à Paris le 23 juillet 1853, âgée de 82 ans.

Lorsque l'empereur visita la maison de Saint-Denis pour la première fois, la surintendante le conduisit au réfectoire où toutes les dames et élèves se trouvaient réunies pour le dîner. Lorsqu'on annonça : « l'Empereur ! » Tout le monde se leva : « *Filles de mes braves, je vous salue,* » dit Napoléon en se découvrant par un geste plein de grandeur. L'enthousiasme fut indescriptible ! L'empereur voulut goûter *l'abondance*, eau légèrement colorée par le vin. Puis il s'adressa à une petite fille de la classe *verte* (*les vertes*, comme disent les élèves des classes supérieures avec un certain air de hauteur en parlant de la plus petite classe de la maison). Donc Napoléon demanda à l'enfant intimidée et rougissante : « Combien faut-il d'aiguillées de fil pour faire une chemise? — Sire, il n'en faudrait qu'une, pourvu qu'elle soit assez longue, » répondit la petite fille à l'empereur étonné.

Le récit qu'on vient de lire nous a été souvent fait par Mᵐᵉ Decaen (1), inspectrice de Saint-Denis sous le second empire. Ayant été élève, elle se rappelait parfaitement cette visite impériale. Nous ne voulons pas citer le nom de cette femme de bien, sans adresser à sa mémoire le souvenir

_____

(1) Sœur du général Decaen.

qui lui est dû. Après la chute de l'empire, la
Restauration décida d'abord, par une ordonnance
du 31 juillet 1814, la suppression des établissements d'orphelins et la réunion de la maison
d'Ecouen à celle de Saint-Denis , le château
d'Ecouen étant restitué à la famille de Bourbon-
Condé. Mais le 8 août suivant, une nouvelle ordonnance (1) maintenait les deux établissements de
Paris et des Loges en les laissant sous la direction
de la congrégation de la Mère de Dieu.

La comtesse du Quengo, née Ménard, fut nommée
en 1816 surintendante de la maison royale de
Saint-Denis. Elle naquit à Saint-Domingue en 1767
et épousa en 1792 le comte du Rocher du Quengo,
lieutenant de vaisseau, qui fut fusillé à Vannes le
1er août 1795, à 34 ans. Elle ne resta à Saint-Denis
que jusqu'en 1820, sa santé ne lui permettant pas
de continuer plus longtemps ces délicates fonctions. Elle mourut à Paris le 25 décembre 1844, à
77 ans. Elle avait eu deux filles.

Lorsque le roi Louis XVIII et sa nièce la duchesse d'Angoulème vinrent la première fois à la
maison de Saint-Denis, l'émotion fut générale; les
dames et les élèves se pressaient pour voir l'orphe-
line du Temple. Fille de Louis XVI, bénissez-nous,
disaient-elles en s'agenouillant (2).

_____

(1) *Les Maisons d'éducation de la Légion d'honneur*, par
Eugène Fourmestraux.
(2) **Avant de rentrer dans sa capitale. Louis XVIII s'arrêta**

Les souffrances morales qu'avait endurées Madame Royale se voyaient sur son visage. Le teint était assez coloré, les traits un peu durs et les paupières qui entouraient les yeux bleus étaient rouges comme quelqu'un qui a beaucoup pleuré.

Elle n'avait pas l'abord aimable, nous disait Mme Decaen !

Mais la jeunesse n'apprécie que le sourire ! Elle ne pouvait encore comprendre la force d'âme que montrait cette princesse en revenant dans un pays où ses parents avaient subi un si affreux martyre ! On prétendait qu'elle n'aimait pas les Français. Elle leur pardonnait, ce qui était plus généreux, et on pensait quelle douleur elle devait ressentir à toutes ces visites et cérémonies où Louis XVI et Marie-Antoinette auraient dû avoir tout l'honneur ! A l'anniversaire de la mort du roi et de la reine, la duchesse d'Angoulême restait dans ses appartements aux Tuileries, plongée dans le chagrin, la prière, et ne voulant recevoir personne.

Ce fut sous le règne de Louis XVIII qu'eut lieu la translation des restes de Louis XVI et de Marie-Antoinette, qui avaient été exhumés du cimetière de

un instant à Saint-Denis ; il y loga dans les bâtiments de l'abbaye. Au dire de Chateaubriand, on avait toutes les peines du monde à empêcher les petites filles de la Légion d'honneur de crier : « Vive Napoléon ! »

(Extrait de *la Duchesse d'Angoulême et les deux restaurations*, par le baron Imbert de Saint-Amand.)

la Madeleine à Paris, en des obsèques solennelles à l'abbaye de Saint-Denis.

Le *Moniteur* du lundi 23 janvier 1815 donne sur la cérémonie les détails suivants :

« *Paris, le 22 janvier.* »

« Tous les régiments de la garnison de Paris ont pris les armes à sept heures du matin, et sont venus border la haie depuis la rue d'Anjou-Saint-Honoré jusqu'à la barrière Saint-Denis. Monsieur est parti à huit heures du matin du château des Tuileries, avec Mgr le duc d'Angoulême et Mgr le duc de Berri, s'est rendu chez M. Descloseaux et a posé la première pierre du monument qui doit être élevé sur l'endroit où reposaient les corps du roi Louis XVI et de la reine sa femme.

« Les restes précieux de Leurs Majestés qui avaient été déposés dans leurs cercueils (1), ont été

_____

(1) Les restes de Louis XVI et de Marie-Antoinette, qui avaient été déposés, aussitôt leur exhumation, dans des boîtes scellées et cachetées avec le sceau de l'État, furent ouvertes et les précieux ossements mis dans des cercueils de plomb. Sur les couvercles furent attachées des plaques de vermeil avec l'inscription suivante :

Ici est le corps
de très haut, très puissant, très excellent Prince
Louis XVI du nom,
Par la grâce de Dieu Roi de France et de Navarre.

Et pour S. M. la Reine Marie-Antoinette :

Ici est le corps
De très haute, très puissante, très excellente Princesse

portés sur un char funèbre par douze gardes de
la manche de la compagnie écossaise des gardes du
corps du roi. Le cortège s'est mis en marche dans
l'ordre suivant :

« Un détachement de gendarmerie fort en avant
ouvrait la marche ; venait ensuite un escadron de
hussards du régiment du roi ayant en tête son
colonel et les trompettes du régiment. Les compagnies de grenadiers et voltigeurs du régiment du
roi et de la reine, infanterie légère et infanterie de
ligne, portant l'arme sous le bras gauche, marchaient en colonne serrée, ayant avec elles leurs
drapeaux et musiques, et en tête leurs colonels.

« M. le gouverneur de la première division militaire avec l'état-major général.

« Un demi-escadron de la garde nationale de
Paris à cheval. Un détachement de la garde nationale à pied.

« Monsieur le lieutenant général comte Dessolle
avec l'état-major de la garde nationale.

« Un demi-escadron de grenadiers à cheval de la

Marie-Antoinette-Josèphe-Jeanne de Lorraine,
Archiduchesse d'Autriche,
Epouse de très haut, très puissant, très excellent Prince
Louis XVI du nom,
Par la grâce de Dieu Roi de France et de Navarre.

Les deux cercueils ont été replacés sous le drap mortuaire
en attendant l'époque fixée par le Roi pour le transport à
Saint-Denis des deux corps.

(Le *Moniteur* du lundi 23 janvier 1815.)

garde du roi, le capitaine et les officiers à leur tête.

« Trois carrosses du roi à huit chevaux dans lesquels les principaux officiers des princes.

« Un demi-escadron de mousquetaires de la seconde compagnie et un demi-escadron de la première, leurs officiers en tête avec musique. Un demi-escadron de chevau-légers de la garde du roi avec leurs trompettes et timbales, les officiers en tête.

« Huit carrosses du roi à huit chevaux dans lesquels étaient les personnes désignées par Sa Majesté pour faire partie du cortège.

« Le carrosse dans lequel étaient Monsieur, Monseigneur le duc d'Angoulême et Monseigneur le duc de Berri.

« Quatre hérauts d'armes à cheval, le roi d'armes à cheval.

« Le grand maître, le maître et les aides de cérémonie à cheval.

« Quatre chevau-légers.

« Deux écuyers du roi à cheval. Les capitaines des quatre compagnies rouges aux petites roues du char.

« *Le char*.

« Six gardes du corps de la manche à droite et à gauche tout auprès du char, trente cent-suisses sur les ailes, le capitaine à cheval à leur tête, accompagnant jusqu'à la barrière Saint-Denis.

« En l'absence du grand écuyer, l'écuyer commandant les écuries du roi à cheval.

« Le capitaine des gardes du corps.

« Les officiers derrière lui.

« Un escadron des gardes du corps du roi derrière leurs officiers.

« Un demi-escadron de gendarmes de la garde du roi fermant la marche des troupes de la maison de Sa Majesté.

« Un détachement des gardes du corps de Monsieur.

« Le carrosse du corps de Monsieur. Celui de Monseigneur le duc d'Angoulême.

« Celui de Monseigneur le duc de Berri.

« Un demi-escadron de la garde nationale à cheval.

« Un escadron de dragons du roi; une batterie d'artillerie de campagne se trouvait à la barrière de Saint-Denis où elle attendait le convoi, qu'elle a suivi en tirant un coup de canon par minute.

« Le régiment des chasseurs du roi bordait la route de Paris à Saint-Denis.

« Le 12e régiment d'infanterie légère occupait Saint-Denis avec trois escadrons de hussards du roi et une seconde batterie d'artillerie. La garde nationale de Saint-Denis était sous les armes sur la place de l'Abbaye. Toutes les troupes avaient le crêpe au bras. Les tambours et instruments étaient voilés de serge noire, les drapeaux et étendards avaient des crêpes.

« Un recueillement profond et religieux régnait

parmi la foule qui s'était portée sur les endroits où devait passer le cortège.

« Le cortège, arrivé devant l'abbaye, à Saint-Denis, les corps du roi et de la reine ont été retirés du char par les gardes de la manche, portés par eux à l'église, reçus par tout le clergé et présentés à M. l'évêque d'Aire officiant, par M. l'évêque de Carcassonne nommé pour représenter le grand aumônier. Ils ont été ensuite placés dans le catafalque élevé au milieu du chœur de l'église.

« Monsieur, Monseigneur le duc d'Angoulême, Monseigneur le duc de Berri, après s'être retirés un moment dans leur appartement, sont rentrés à l'église suivis des princes et princesses du sang.

« Les places étaient disposées de la manière suivante :

« Monsieur, Monseigneur le duc d'Angoulême, Monseigneur le duc de Berri, princes du grand deuil, Monseigneur le duc d'Orléans et Monseigneur le prince de Condé occupaient les premières stalles hautes à droite dans le chœur. S. A. R. Mme la duchesse d'Orléans, Mme la duchesse de Bourbon et Mlle d'Orléans, princesse du grand deuil, occupaient les stalles hautes vis-à-vis. Après les princes étaient deux stalles vides, et dans les quatre hautes stalles suivantes, M. le comte Barthélemy, M. Lainé, M. le maréchal duc de Dalmatie, ministre de la guerre, M. le maréchal duc de Reggio, ministre d'Etat, qui avaient été nommés par le roi pour porter

les quatre coins du poêle au moment où l'on conduisait les cercueils à la tombe. Dans les stalles
hautes et basses à droite et à gauche étaient placées
des députations de la cour de cassation, de la cour
des comptes, du conseil de l'Université, de la cour
royale, du corps municipal et du tribunal de première instance.

« Le chœur était occupé par les grands et principaux officiers de la maison du roi et de celles des
princes, par quatre des ministres de Sa Majesté et
par les personnes que le roi avait nommées pour
être du cortège.

« L'empressement général de rendre les derniers
devoirs au roi Louis XVI et à la reine sa femme, et
le respect pour leur mémoire avaient attiré à Saint-
Denis un grand nombre de MM. les maréchaux de
France, de MM. les membres de la chambre
des pairs et de la chambre des députés, de MM. les
grand-croix de l'ordre de Saint-Louis, de MM les
grands cordons de la Légion d'honneur, de MM. les
lieutenants généraux et maréchaux de camp, qui
ont été placés également dans le chœur, ainsi
que M. le lieutenant général comte Dessolle,
major général des gardes nationales du royaume,
avec l'état-major et M. le lieutenant général comte
Maison, gouverneur de la première division militaire avec l'état-major général.

« Sa Majesté, qui n'avait pas douté des sentiments
qui se sont manifestés, avait ordonné au grand

maître de donner des places à tous ceux de ces
Messieurs qui se présenteraient individuellement.
La gouvernante des enfants de France, les dames
du Palais de la reine femme de Louis XVI et les
dames de M\ue\ la duchesse d'Angoulême, occupaient des bancs à gauche et près du catafalque.

« Quatre cents des demoiselles filles des membres
de la Légion d'honneur (1), qui habitent l'ancienne
abbaye de Saint-Denis, étaient placées sur des ban-
quettes dans la croisée du chœur près de l'autel. Le
service divin a commencé; les princes et les princesses du grand deuil ont été, suivant l'usage, conduits par les officiers des cérémonies à l'offrande,
après laquelle l'oraison funèbre a été prononcée par
M. l'évêque de Troyes.

« Après les absoutes, les corps du roi et de la reine
ont été descendus dans le caveau.

« Des salves d'artillerie ont annoncé le matin le
départ du convoi et se sont renouvelées pendant
le service à Saint-Denis et au moment de l'inhumation. »

Le baron de Bourgoing (Jean-François), ministre
plénipotentiaire près Sa Majesté le roi de Saxe à
Dresde, mourut aux eaux de Carlsbad en 1811. Il
était baron de l'empire, commandeur de la Légion

(1) M\ue\ Decaen, dont nous avons parlé au commencement
de ce chapitre, et qui avait assisté à ces obsèques, disait que
non seulement l'ornementation et l'effet en étaient grandioses,
mais que l'émotion fut générale, les pleurs coulaient de tous
les yeux.

d'honneur, chevalier de Saint-Louis, et corres-
pondant de l'Institut de France. Sa veuve, née à
Neules (1) en 1759, fille du comte de Prevost de la
Croix, fut appelée par une ordonnance du 11 juillet
1820 à succéder à la comtesse du Quengo. Le roi
Charles X lui conféra en 1828 le titre de comtesse.

Elle entoura de soins et de dévouement les élèves
de la maison de Saint-Denis. Elégante, distinguée,
elle avait les plus jolies mains du monde pour tenir
le sceptre de la surintendance, qu'elle conserva
pendant dix-sept ans.

Une de ses filles avait épousé le maréchal Mac
Donald, alors grand chancelier de la Légion d'honneur, et celui-ci étant devenu gendre de la surintendante ne lui refusait rien.

Ce temps-là était donc l'âge d'or pour la maison
de Saint-Denis.

Lorsqu'en 1832 le choléra se répandit à Paris et
aux environs, la comtesse de Bourgoing eut les plus
grandes inquiétudes pour son cher troupeau et prit
toutes les mesures possibles pour le préserver de la
contagion. On allumait de grands feux dans le parc ;
mais le bois étant venu à manquer, elle fit couper
tous les arbres de son jardin particulier, afin que les
feux qui assainissaient ne fussent pas interrompus.

Deux élèves ayant été atteintes du terrible fléau et
sauvées, la comtesse de Bourgoing pour fêter leur

(1) Lot

rétablissement donna un bal en leur honneur et elles parurent avec une rose dans les cheveux au milieu de leurs compagnes heureuses de les revoir (1).

Retirée en 1837, la comtesse de Bourgoing mourut le 11 février 1838, laissant sept enfants dont trois fils qui entrèrent à Saint-Cyr et servirent avec distinction dans les armées impériales (2).

Charles X et la famille royale vinrent aussi à la maison de Saint-Denis. On conserve dans la chapelle deux *Anges* adorateurs et une *Pieta* dus au ciseau de Pradier offerts par la duchesse de Berri.

Julie-Magdeleine-Sophie Forget, veuve de Jean-Baptiste-Thomas Dannery, consul à Lisbonne, chevalier de la Légion d'honneur, naquit à Paris le 21 novembre 1772. Gouvernante des princesses d'Espagne, filles du roi Joseph, baronne de l'empire par lettres patentes du 8 avril 1813 ; elle fut nommée en 1837 surintendante de Saint-Denis. D'une rare intelligence, d'une grande instruction et peut-être d'une excessive sévérité, elle avait néanmoins toutes les aptitudes nécessaires pour le haut poste qu'elle occupait. Elle fit des réformes importantes dans le programme des études. La baronne Dannery avait auprès d'elle deux de ses petites-filles qui faisaient leur éducation ; l'une d'elles (3) fut ravie dans sa

(1) L. Brasier.
(2) La comtesse de Bourgoing fut enterrée dans le cimetière de la maison de Saint-Denis.
(3) La seconde a épousé le baron de Mareuil.

fleur après une courte maladie, et précéda sa grand'-mère dans la tombe.

Le roi Louis-Philippe, la reine Marie-Amélie, le duc et la duchesse d'Orléans allaient quelquefois à Saint-Denis. La reine était si bonne, si accueillante, c'était une véritable fête de famille. Un jour, à une de ces visites, la duchesse d'Orléans ayant demandé au moment du départ ce qui ferait le plus de plaisir à toute la maison, Mme Soyeux, secrétaire de la surintendante, répondit : *La visite de monseigneur le comte de Paris.*

— *Oui, quand il saura lire*, répondit la duchesse d'Orléans. Cela ne tarda pas et la maison de Saint-Denis eut la joie de recevoir le cher petit prince. Il s'amusa beaucoup, et les élèves les plus sages eurent l'honneur, ce jour-là, de goûter à sa table, où il se fit une grande consommation de *talmouses* (1).

Pendant ce temps il arrivait pour toute la maison des mannes remplies de gâteaux et de friandises de toute espèce envoyés *de par le roi...*

.   .   .   .

La baronne Dannery est morte à 79 ans dans l'exercice de ses fonctions, après quatorze ans de surintendance. Elle repose dans le cimetière destiné à la maison de Saint-Denis à côté du parc en bordure sur le Croult. C'est dans ce dernier asile

(1) Spécialité de gâteaux faits à Saint-Denis depuis le règne de Henri IV. *Secrets et recettes d'antan.* Jules de Varaville.

plein de tristesse et de poésie que surintendantes, dames novices, élèves, aides, filles de service, dorment leur dernier sommeil en attendant la résurrection.

Chacun sait que le roi Louis-Philippe eut la généreuse et française pensée de faire ramener les cendres de Napoléon Ier par le prince de Joinville. Voici comment Mme Dannery raconte cette grandiose arrivée (1).

« Le lundi 14 décembre 1840, les élèves de Saint-Denis se rendirent sur les bords de la Seine pour saluer à leur passage les dépouilles mortelles de l'empereur Napoléon, le fondateur des maisons de la Légion d'honneur. Une tente construite au bord du fleuve renfermait le chapitre, les autorités et notabilités de la ville, et les personnes de la maison de Saint-Denis. Faisaint partie de la députation, les élèves ayant eu la médaille, les novices, quelques dames et la surintendante Mme la baronne Dannery. La garde nationale et la troupe de ligne stationnaient sur la grève, de chaque côté de la tente, et une immense population couvrait les deux rives de la Seine. Des coups de canon tirés de distance en distance ayant annoncé l'approche de la flottille, et la fumée devenant très visible, le clergé commença l'absoute, et le premier des sept bateaux composant

(1) Lettre à la baronne Dannery, archives de la Légion d'honneur, et *Histoire des Maisons de la Légion d'honneur*, par Léon Brasier.

la flottille passa devant nous. Il fut suivi de la *Dorade* portant le cercueil, et Mgr le prince de Joinville, qui fit le salut militaire ainsi que tout l'équipage.

« Les marins montant les cinq autres bateaux se découvrirent en passant. La foule contemplait ce spectale avec un religieux recueillement, et ce fut aussi avec un sentiment de respect et de reconnaissance que la maison royale y assista.

Mais nous voici à une époque qui fut douloureuse à tous les cœurs, et cela a été peut-être le plus grand chagrin de Marie-Amélie à qui cependant les épreuves ne furent pas épargnées. »

Le duc d'Orléans était l'aîné de ces beaux enfants dont le roi et la reine étaient si fiers, et ce fut celui-là précisément que Dieu choisit comme victime ! On sait comment cet horrible accident eut lieu et l'insistance qu'avait mise le duc à faire atteler un cheval que M. de Cambis lui avait représenté comme dangereux. Malheureusement ses craintes se réalisèrent, les chevaux s'emportèrent, et malgré le cocher qui criait au prince : *Monseigneur, ne sautez pas*, le duc d'Orléans perdit la tête et s'élança hors de la voiture. La chute ne le tua pas sur le coup, mais seulement quelques heures après.

M. Trouessart vint en toute hâte chercher le roi et la reine. Cette pauvre mère ne pouvait croire à un tel malheur. Il faut lire le récit qu'elle a fait elle-même de la mort de son fils pour être touché jusqu'aux larmes de ce courage, de ces regrets, partagés avec son époux. Comme ils pleurèrent ensemble ces pauvres parents, et comme les yeux des rois contiennent aussi des larmes!...

. . . .

Les événements politiques s'aggravaient, les esprits étaient exaltés, la révolte grondait sourdement ; bientôt force fut au roi d'abdiquer en faveur du comte de Paris ; mais la révolution se décidant tout à fait, toute la maison royale dut quitter les Tuileries. La reine eut une grandeur d'âme digne de son aïeule la grande Marie-Thérèse.

—————

CHAPITRE XII

La générale baronne Daumesnil, surintendante. — Note rétrospective sur son père le baron Martin Garat, premier directeur
de la Banque de France en 1800. — L'empereur Napoléon III
et l'impératrice Eugénie visitent l'abbaye et la Légion
d'honneur pour la première fois. — Un bal d'élèves. —
Visite de la reine de Hollande. — Les prédicateurs de la
retraite de première communion. — Mort de Mme Louise
Morizot, née Daumesnil. — Le baron Léon Daumesnil. —
M. Jules Morizot, receveur des finances. — L'impératrice
Eugénie au grand concours pour la distribution des prix. —
Les princesses Mathilde et Clotilde. — Les dignitaires, les
dames de Saint-Denis. — Les aumôniers. — Les docteurs.
— La grande duchesse Eugénie de Leuchtenberg. — Le
prince Pierre d'Oldenbourg. — Mgr Darboy, archevêque
de Paris, venant pour la confirmation. — Démission de la
baronne Daumesnil.

En juin 1851, la baronne Daumesnil succéda à
la baronne Dannery. La noblesse de son caractère,
la dignité de sa vie et son illustre nom la désignèrent à Napoléon III pour remplir les fonctions
de surintendante de la maison impériale de Saint-
Denis. Elle était fille du baron Garat, premier
directeur de la Banque de France. En citant le nom
de Garat, je pense qu'il sera intéressant de connaître les débuts de notre grande institution nationale, bien que nous nous écartions un peu de
notre sujet.

Il y a eu cent ans le 13 février 1900 que la Banque de France a été fondée. M. Martin Garat (1), son premier directeur général, l'aîné d'une nombreuse famille, était entré fort jeune dans les finances. Son intelligence, sa parfaite intégrité l'avaient conduit rapidement aux premiers emplois Après avoir pendant plusieurs années dirigé les vastes opérations de M. de Laborde, banquier de la cour, il fut nommé, vers 1785, premier commis du trésor royal, où il combina les opérations relatives aux emprunts faits sous M. de Calonne et introduisit le mode de comptabilité appelé partie double. Nommé bientôt caissier général du trésor, il exerça cet emploi jusqu'au régime de *la Terreur*, époque à laquelle il fut incarcéré pendant neuf mois à la prison dite de *la Force*. Mais ses services étaient tellement nécessaires qu'on venait le chercher en voiture à la prison tous les matins, et on le réintégrait de même tous les soirs.

M. Garat était cependant sur la liste de ceux qui devaient porter leur tête à l'échafaud, et il ne dut son salut qu'à la mort de Robespierre.

Lors de l'établissement de la caisse des comptes courants, qui depuis devint la *Banque de France*, l'assemblée générale des actionnaires le nomma directeur général en 1800.

L'ordre qu'il y établit a toujours été un sujet

(1) **Né à Bayonne en 1748.**

d'admiration pour les hommes qui ont observé la marche simple, rapide et sûre des travaux de la banque.

C'est seulement en 1806 que l'empereur créa le poste de gouverneur de la Banque de France, auquel fut appelé M. Crétet, conseiller d'Etat, ancien ministre des finances, tout en laissant à M. Martin Garat les fonctions de directeur qu'il conserva jusqu'à sa mort à 81 ans, en 1830.

Napoléon Ier l'avait créé baron de l'empire (1) en qualité de membre du premier collège électoral du premier arrondissement de Paris. Il avait été fait chevalier de la Légion d'honneur par la première Restauration.

Il fut unanimement pleuré, des regrets lui furent votés par le conseil et transmis à sa veuve la baronne Garat, née Charlotte Gebaïer (2).

Tous les membres du conseil général de la Banque de France assistaient aux obsèques du directeur. A leur tête on remarquait le gouverneur de cet établissement, le duc de Gaëte, ancien ministre des finances, qui, pendant sa longue et honorable administration, ayant pu apprécier tant au trésor qu'à la banque les talents de M. Garat, avait tenu par sa présence à rendre hommage à la mémoire de cet homme de bien.

Tout le personnel de la banque, tous les garçons

(1 **Par lettres patentes du 19 septembre 1810.**
(2) 1772-1847.

de recette vinrent jeter de l'eau bénite sur le cercueil de celui qu'ils appelaient leur père ! ...

. . . .

. . . .

Le fils aîné de Martin, le baron Paul Garat, né en 1793, mort en 1866, avait épousé Mlle Louise Collard de Villers-Hellon ; a été secrétaire général de la Banque de France à Paris de 1830 à 1847, et était officier de la Légion d'honneur. Son autre fils le baron Charles Garat, né en 1802, mort en 1887, avait épousé en 1827 Mlle Joséphine Schulmeister Biersky, morte en 1888. Il était chevalier de la Légion d'honneur et fut le dernier directeur de la Banque de France à Strasbourg en 1870. Sa conduite a été digne d'éloges : il n'a cédé qu'à la force.

Le baron Charles Garat a eu une fille, Marguerite Garat, mariée au comte de Castagny, grand officier de la Légion d'honneur, doyen des généraux de division en retraite, décédé en 1900 à 93 ans. La comtesse de Castagny vit retirée dans sa propriété d'Alsace, où elle est la providence des malheureux.

Des deux filles de Martin Garat, l'une est devenue la générale vicomtesse Vallin, née en 1792, morte en 1859.

L'autre, ainsi que nous le disions plus haut, la générale baronne Daumesnil, dont le souvenir est ineffaçable.

Anne-Fortunée-Léonie Garat naquit au Chesnay

près Versailles le 11 messidor an III (29 juin 1795) ;
elle épousa le 11 février 1812 à Paris, à l'église de
Notre-Dame-des-Victoires, Yrieix-Pierre Daumesnil (1), baron de l'empire (par lettres patentes du
9 mars 1810), colonel major des chasseurs à cheval
de la garde impériale, officier de la Légion d'honneur, chevalier de la Couronne de fer d'Italie, chevalier de Saint-Louis : leur contrat de mariage fut
signé par Napoléon I⁰ʳ et la famille impériale. (*Moniteur universel* du 13 février 1812.)

Le lieutenant général (2) et la baronne Pierre
Daumesnil eurent trois enfants :

1⁰ Léon, baron Daumesnil (1813-1895), marié à
Paris en 1849 à Léonie le Boucher des Parcs (1830-
1897), dont une fille Blanche Daumesnil, mariée
à Paris le 11 janvier 1873 au commandant baron
Edouard Fririon, chevalier de la Légion d'honneur,
décédé le 6 avril 1889 ;

2⁰ Marie Daumesnil (3) (1816-1898), mariée à Paris
à Amédée de Noäs (1808-1893) ; leur contrat de mariage fut signé par Louis-Philippe I⁰ʳ et la famille
royale (*Moniteur universel* du 6 juillet 1835) ; dont
une fille : Saubade de Noäs (1836-1886), mariée au
comte Marcellin de Fresne, à Paris, le 1⁰ʳ août 1857,
décédés sans enfants ;

(1) Voir généalogie de la famille Daumesnil dans l'*Annuaire
de la noblesse de France* de 1899, par le Vᵗᵒ Albert Révérend.
(2) Né en 1776 mort en 1832.
(3) Ancienne élève de Saint-Denis.

3° Louise Daumesnil (1827-1863), mariée à Paris le 9 avril 1850 à Jules Morizot, receveur des finances, chevalier de la Légion d'honneur (1821-1889), dont une fille, Thérèse Morizot, mariée à Paris le 12 juin 1873 au vicomte Henri de Clairval (1), titulaire de la médaille commémorative de l'expédition du Mexique, rédacteur principal de 1re classe au ministère de la guerre en retraite, chevalier de la Légion d'honneur.

Reprenons donc notre récit au moment où la baronne Daumesnil fut nommée surintendante. Elle citait comme un de ses souvenirs les plus flatteurs le jour où elle fit son entrée dans cette belle maison, dont la noble devise *Honneur et Patrie* semblait le résumé de sa vie tout entière.

La réception qui lui fut faite dépassa toutes ses espérances. Le maréchal Excelmans, grand chancelier, attendait la nouvelle surintendante pour lui présenter les dignitaires, dames, novices et élèves de la Légion d'honneur de Saint-Denis ; ensuite la baronne Daumesnil, toujours accompagnée par Son Excellence, fut conduite à la chapelle, où le

(1) Sa mère, la vicomtesse Edouard de Clairval (1821-1854), ancienne élève de Saint-Denis, était la fille aînée de M. François Mallioli, de Nancy (1786-1846), chevalier de la Légion d'honneur depuis 1815, conseiller à la Cour des comptes sous Louis XVIII, Charles X et la monarchie de juillet. Le contrat de mariage de M. Maffioli avec Mlle Marie-Joséphine Guyot de Valpelle (1798-1855) fut signé, le 27 décembre 1818, par le comte d'Artois, depuis Charles X. (*Moniteur universel* du 28 décembre 1818.)

premier aumônier la reçut et lui présenta l'eau bénite en lui faisant un discours de bienvenue... Puis s'étant rendue devant l'autel, la surintendante prêta serment sur l'Evangile.

En sortant de la chapelle, elle alla, suivie du cortège, à l'infirmerie, et donna des paroles de consolation aux malades comme son cœur savait en trouver...

La baronne Daumesnil écrivait quelques jours après à ses enfants :

« ... J'éprouve le besoin de vous dire le bon accueil que j'ai reçu dans ma nouvelle famille et aussi tout le bien que j'ai pu apprécier en elle : soins vigilants, intelligents et maternels d'une part, santé, gaieté, bonne tenue et bon vouloir de l'autre.

« Toutes ces dames, femmes distinguées et charmantes, me soignent, s'empressent à l'envi autour de moi, tous les enfants me donnent leurs plus gracieux sourires, et chacun de leurs regards est une caresse.

« Nous avons eu dimanche la première communion, belle et touchante cérémonie. Lundi, la confirmation par l'archevêque de Paris. Grand déjeuner ensuite. Monseigneur a été d'une bonté, d'une affabilité parfaites. Il a fait de ma personne, de mon nom, un éloge tout particulier et des plus flatteurs dans son discours au pied de l'autel... Je reviens à la cérémonie. Toutes ces jeunes filles tenant chacune un cierge allumé et marchant à

pas lents le long de nos cloîtres, formaient un
coup d'œil on ne peut plus émotionnant. Leurs
voix si pures étaient surtout d'un effet céleste,
soutenues par les admirables effets de l'orgue
touché par M. Simon, célébrité de Paris (1). »

Le 9 mars 1854, l'empereur Napoléon III et l'impératrice Eugénie vinrent pour la première fois à
l'abbaye, où ils furent reçus par le chapitre en
grand costume. De là, Leurs Majestés se rendirent
à la maison impériale. La surintendante les reçut
entourée des dames dignitaires sur le grand perron
de l'escalier de la cour d'honneur. L'empereur fut
bon, paternel pour toutes, l'impératrice était supé-
rieurement jolie !...

Ils visitèrent la maison avec beaucoup d'intérêt
et semblèrent charmés des ovations dont ils étaient
l'objet.

Au mois de décembre suivant, l'empereur fit
demander à la surintendante de donner un bal aux
élèves à l'occasion de la fête de l'impératrice.

Voici le compte rendu qu'en a donné la baronne
Daumesnil :

« Le bal donné hier par l'empereur à la maison
de la Légion d'honneur de Saint-Denis à l'occasion
de la fête de l'impératrice et qui a eu lieu par exception dans les appartements de la surintendante,
a été aussi charmant qu'animé.

---

(1) Souvenirs inédits de la baronne Daumesnil.

« L'orchestre de 20 musiciens composé des meilleurs artistes de Paris a rivalisé (depuis six heures
du soir jusqu'à minuit) de zèle et d'entrain avec les
jeunes jambes dont il était chargé d'entretenir
l'intrépidité. L'éclairage au gaz, introduit depuis
quelques années déjà dans le superbe établissement,
y a fait merveille. Il ne faisait pas resplendir de
brillantes toilettes, scintiller de riches diamants,
mais, ce qui vaut bien mieux, il n'éclairait que de
frais visages et joyeux sourires où se peignait la
reconnaissance envers d'augustes bienfaiteurs !

« Les bustes de l'empereur et de l'impératrice qui
dominaient et présidaient dans chaque salon, se
détachant au milieu des feuillages et des guirlandes
de fleurs dont les jeunes élèves les avaient enlacés,
étaient là d'un effet tout féerique et tout spécial,
car ils avaient pour cadre les beaux murs de cette
belle maison fondée par Napoléon Ier et pour admi-
rateurs les filles de ces braves auxquels Napoléon III
daigne accorder une bienveillance si flatteuse dans
la personne de chacune de leurs chères enfants.
Ce souvenir impérial, n'en doutons pas, fera battre
plus d'un cœur de père sous les murs de Sébas-
topol même !

« A 9 heures on avait quitté le bal pour le souper.

« On représente ici près de six cents jeunes filles
et dames rangées autour de ce vaste réfectoire,
habituellement aussi calme que silencieux, aujour-

d'hui si joyeux, si bruyant ! N'avait-on pas déjà
crié : *Vive l'empereur, Vive l'impératrice!* Mais c'est
surtout à la fin du souper, après *le chocolat,* bonheur
des pensionnaires !...

« Les pauvres ne pouvaient être oubliés dans
cette fête. Deux livres de pain et une de viande ont
été ajoutées à la ration qu'il est d'usage de distribuer deux fois par semaine depuis la fondation de la
maison à quatre-vingts indigents de la ville, et
cette distribution faite sous mes yeux n'a pas été le
moment le moins intéressant ni le moins heureux
de ma journée ! »

Il est difficile de redire les bénédictions, les actions
de grâces adressées à l'empereur et à l'impératrice
pendant cette journée par tant de cœurs reconnais-
sants, et désormais *le bal du 14 décembre* prendra
place à côté de la visite du 9 mars, dans les souvenirs les plus doux de la maison de Saint-Denis.

« Une mention honorable serait bien due aux
officiers de bouche et aux gens de la maison de
l'empereur dont le zèle, la politesse, la réserve extrême ont été dignes d'éloges. »

Lorsque des souverains ou des princes étrangers
venaient à Paris, il était d'usage de les conduire à
l'abbaye et à la maison de Saint-Denis ; la reine de
Hollande, entre autres, première femme de Guillaume III. Son aspect des plus distingués était
bienveillant, et sa visite laissa une impression
favorable.

L'ambassadeur de Perse Hassan-Ali-Kan vint à la Légion d'honneur.

Les princes du clergé, de la science, les héros de l'armée, aimaient aussi à visiter cette intéressante maison : les généraux d'Ornano, Douay, Decaen, le baron Larrey, fils de celui qui avait coupé la jambe du général Daumesnil, les généraux Ambert, Frossard, si digne du choix qu'en avait fait l'empereur pour l'éducation du prince impérial, homme juste et intègre qu'on ne connaissait pas assez et qui fut grand dans sa défaite !

Les généraux Boyer, le brave Renault qui ayant eu la jambe emportée s'écria : *Paris vaut bien ma jambe !* l'héroïque général Lapasset, qui à Metz brûla ses drapeaux plutôt que de les livrer à l'ennemi : tous ces braves militaires avaient eu leurs sœurs ou filles à Saint-Denis.

Le célèbre architecte Charles Garnier venait à la Légion d'honneur ainsi que sa charmante femme, cousine de la baronne Daumesnil. Mme Garnier était fille de Mme Bary, ancienne élève à cause de son père le général baron Borrel.

A l'époque de la première communion, les jeunes filles font une retraite de huit jours. Presque chaque fois un Père Jésuite, dont la sainteté égalait l'élo-

---

(1) M. et Mme Charles Garnier ont eu deux enfants : Daniel, mort au berceau, et Christian, enlevé à la fleur de l'âge, un mois après la mort de son père. Ce jeune homme, doué d'une intelligence remarquable, était déjà célèbre par ses travaux.

quente parole, était choisi. Les Pères de Ravignan, Félix, Hubin, Lefèvre, de Pontlevoy, Pitot, Matignon, Lemoigne, etc., etc., ont élevé ces jeunes cœurs vers Dieu. De nos jours, les Jésuites n'ont pas changé et sont toujours au premier rang, lorsqu'il y a du bien à faire, des misères à soulager.

Quelques missionnaires comme Mgr Viard, l'abbé Duquesnay, Mgr Coquereau, se sont fait remarquer par leurs sermons pleins de talent et de zèle. Mgr Charbonnel, évêque de Toronto, vint une fois donner la confirmation.

Une grande affliction était réservée au cœur de la baronne Daumesnil : en 1863, le 4 décembre, elle perdit en peu de jours une fille chérie, Mme Louise Morizot, âgée de 36 ans, qui était venue passer quelques jours auprès d'elle.

C'était la femme de bien dans toute l'acception du mot, et ceux qui ont été à même d'apprécier ses grandes qualités et son esprit charmant ne l'oublieront jamais. Elle eut la mort d'une sainte, et édifia la maison de Saint-Denis par son courage et sa résignation. Elle confia à sa mère en mourant sa fille Thérèse, depuis la vicomtesse de Clairval, son unique et chère enfant, qui avant et après son mariage n'a jamais quitté son aïeule. Quelle affection et quelle reconnaissance unissaient ces deux âmes ! Plusieurs fois par an, la baronne Daumesnil conduisait sa petite-fille à son père, M. Jules Morizot, receveur des finances à Montargis, qui a eu une si belle conduite pendant la guerre de 1870. Nous ne pouvons passer sous silence ces faits si honorables.

Lorsque les uhlans arrivèrent à Montargis, ils prirent possession de la ville en maîtres. Quelques lâches déserteurs leur indiquèrent les principales maisons, la sous-préfecture, la mairie, la recette des finances.

Arrivés à celle-ci, un jeune employé (1), suivi d'un domestique, vint leur ouvrir et fut brusquement renversé. Le receveur parut :

« Que voulez-vous ?

— Nous voulons les fonds de la recette, le régiment a besoin de se ravitailler ; veuillez donc nous remettre le contenu de la caisse. »

M. Jules Morizot répondit :

« Voici les clefs, mais je vous préviens d'avance que vous ne trouverez rien. Prévoyant *votre visite*, j'ai mis les fonds en lieu sûr, cherchez donc, Messieurs. » La visite domiciliaire commence ; rien dans les bureaux, rien dans la caisse ! Ils sondent les murs, fouillent en règle l'hôtel de la recette du haut en bas, rien. Les Prussiens commencent à être pris de rage ! Là, ils espéraient tant faire une belle moisson ! Dans la salle à manger les soldats écrasent des objets d'argenterie avec leurs talons (*sic*). Le

---

(1) Devenu M. l'abbé Arsen, et qui à cette époque, âgé de 15 ans, avait montré beaucoup de courage.

colonel déclare qu'il s'installera dans la maison jusqu'à ce qu'il soit trouvé quelque chose.

Des jours passèrent, l'ennemi était toujours là.

Souvent, M. Morizot se rendait à l'hôpital. Comme il avait l'habitude d'aller quelquefois visiter les malades, on le laissait faire. C'est ainsi qu'il put payer l'hospice, les petits rentiers et faire parvenir l'argent aux mobiles du Loiret.

Un jour un des chefs ennemis dit à M. Morizot :

« Des francs-tireurs ont abîmé un train de nos soldats, il ne faut pas que cela se renouvelle.

« Je viens de faire chercher d'autres notables de la ville pour servir d'otages : MM. Léorier et de Vaublanc sont enfermés à la mairie, et vous, Monsieur, vous allez suivre cet officier. »

Immédiatement on entraîna M. Morizot au chemin de fer. Là une locomotive *stoppait*. On le fait monter à *côté du chauffeur*, avec deux soldats, l'un à sa droite, l'autre à sa gauche, et l'officier l'avertit que si un seul coup de feu est tiré sur le train rempli de Prussiens, il sera fusillé ! M. Morizot, le front haut, la mine altière, resta dans cette situation jusqu'à Moulins, et le voyage dura *un jour et une nuit* à cause des embarras de la voie ! A chaque instant il s'attendait au coup suprême, et sa dernière pensée allait auprès de sa fille chérie, qu'au début de la guerre et à cause de ses dangers il avait envoyée en Italie avec sa grand'mère la baronne Daumesnil.

Enfin Dieu eut pitié de ce vaillant, personne ne tira sur le train ! A Moulins, on le fit descendre, l'épreuve était terminée. Il était couvert de charbon, de pluie, seule son âme était sereine.

Voici la dernière circulaire que M. Morizot avait adressée aux contribuables quelques jours avant l'arrivée des Allemands.

« *Montargis, le 4 novembre* 1870.

« Ma caisse est épuisée, nos communications sont coupées ou menacées, et je ne puis rien espérer du dehors.

« Je fais appel à votre honneur pour payer les mobilisés de l'arrondissement ; vous les connaissez ceux-là, vous ne voulez pour eux ni le froid ni la faim. Courez au guichet du percepteur, et soldez vos contributions.

« Il ne s'agit plus pour vous de l'impôt du trésor, vous allez acquitter la dette du sang.

« Donnez s'il le faut votre dernier sou. Le pain que vous partagerez ira jusqu'aux lèvres de vos fils et de vos frères.

« Au secret le porteur de contraintes ! . . . . .

« Demain, vous ne serez plus des retardataires, et je veux dès aujourd'hui vous traiter comme des gens de cœur.

« *Le Receveur des finances,*

« Jules MORIZOT. »

M. Morizot a bien mérité de la patrie, aussi il a été décoré de la Légion d'honneur.

Quant à MM. Léorier et de Vaublanc, ils furent emmenés par les Prussiens jusqu'à Troyes et assistèrent au combat de Beaune-la-Rolande. Ils ont été rendus à la liberté par l'intervention du baron de Triquetti, le statuaire de talent qui connaissait le prince Frédéric-Charles.

M. A. Garnier, maire de la ville de Montargis, a été conduit en Prusse et mis dans une forteresse pour avoir tiré quelques coups de feu sur l'ennemi de la terrasse du château de Montargis ! ...

.   .   .   .

.   .   .   .

Le fils de la surintendante, le baron Léon Daumesnil, père de la baronne Edouard Fririon, est resté aussi fidèle à son poste à la Banque de France, ce qui n'était pas sans péril pendant le siège et la Commune.

Un matin, se rendant à son bureau, il trouve le pont des Saints-Pères barré. Raoul Rigault en défendait l'entrée. M. Daumesnil insistait pour passer et la discussion tournait mal pour celui-ci. Rigault lui dit : « Qui êtes-vous donc ? — Je suis le fils du général Daumesnil, répondit-il. — S'il en est ainsi, passez, c'est le nom d'un brave général dont les Français seront toujours fiers ! »

Mais nous sommes bien loin de l'histoire de l'abbaye, revenons-y donc.

L'impératrice vint plus d'une fois présider la distribution des prix de la Légion d'honneur. Parmi les dames qui l'accompagnaient étaient presque toujours la princesse d'Essling, Mme de Saulty, la comtesse de Montebello, la marquise de Latour-Maubourg, Mlle Bouvet, devenue Mme Carette, qui a rendu dans ses écrits une description si intéressante du second empire, Mlle Angèle Marion, fille du général Marion, devenue la comtesse Clary. Mlle Mathilde d'Elbée, ancienne élève de Saint-Denis, petite-fille de l'héroïque marquis d'Elbée, fusillé en Vendée pendant la révolution, lui succéda comme lectrice de l'impératrice qui l'avait admise d'après la lettre si touchante qu'elle lui avait écrite (1).

Parmi les chambellans, les marquis de Piennes, de Pierre, etc. La distribution des prix avait lieu à cette époque dans l'atelier de dessin. Quelques jours avant, le garde-meuble envoyait de splendides tapisseries des Gobelins qui garnissaient le fond de cette grande salle. De chaque côté des murs étaient exposés les peintures, aquarelles, dessins, etc , par les élèves, novices et les dames de la maison. Puis, devant les tapisseries, une petite estrade avec le fauteuil de velours rouge et bois doré pour l'impératrice. Un peu en arrière, ceux du grand chancelier, de la surintendante, des dignitaires, des dames d'honneur, des aumôniers, des professeurs, etc.

_____

(1) Elle est devenue Mme de Charbonnières.

En face, rangées sur des gradins, toutes les élèves de la maison, par classe, accompagnées des dames surveillantes.

Lorsque l'on savait d'avance que l'impératrice présiderait le grand concours, les ceintures de changement de classe étaient distribuées la veille, et voici comment la cérémonie avait lieu le lendemain (1).

Toutes les élèves étaient en place à deux heures de l'après-midi, l'impératrice faisait son entrée aux cris de :

Vive l'Empereur !

Vive l'Impératrice !

Vive le Prince impérial !

Elle était habillée toujours à ravir, dans une toilette des plus élégantes, mauve ou bleu ciel, couleurs qu'elle préférait et qui encadraient sa beauté. Elle saluait et souriait avec grâce, ce qui lui donnait beaucoup de succès parmi les élèves et excitait leur enthousiasme.

Plusieurs poésies, morceaux de musique et de chant étaient exécutés par les jeunes filles avec un réel talent. Leur tenue était parfaite et elles

---

(1) La baronne Daumesnil, qui était une femme du monde avant tout, saluait du plus grand air, et il nous souvient de certaine distribution de prix (août 1869) à laquelle la présence de S. M. l'impératrice, accompagnée de ses nièces les duchesses d'Albe, donna un certain éclat, où la surintendante *dama le pion* pour la dignité et la grâce des révérences.

(*Le Gaulois* du 8 avril 1884.)

faisaient honneur à la maison de Saint-Denis, qui a toujours rendu jalouses bien des maisons d'éducation.

Ensuite, les classes descendaient chacune leur tour, faisaient le demi-cercle, une profonde révérence, puis la directrice des études debout à côté de l'impératrice lui passait les cadeaux apportés par elle et les médailles.

Une autre dame lisait les noms à haute voix : les élèves allaient recevoir leurs prix, toute la classe saluait et remontait sur les gradins.

Lorsque tout était fini, Sa Majesté se retirait au milieu des mêmes acclamations qu'à l'arrivée.

Les princesses Mathilde et Clotilde accompagnaient quelquefois l'impératrice ou venaient seules. Ces deux princesses étaient très appréciées de la maison pour leur affabilité, leur intelligence et leur bonté.

L'inspectrice de cette époque était Mme Decaen, dont nous avons cité le nom plusieurs fois ; elle avait succédé à Mme Leguernay de Longchamps, qui a laissé le souvenir d'une personne juste, sachant tenir et diriger les élèves. La directrice des études, Mme Jouannin, qui avait une âme droite unie à sa grande science.

Parmi les autres dignitaires était Mme Soyeux, à l'économat ; elle avait été secrétaire des surintendantes Dannery et Daumesnil, et était femme des plus intelligentes et des plus spirituelles. A l'infir-

5***

merie, Mme de Ciony, dont la noblesse du cœur égalait celle de la naissance.

A la roberie et à la lingerie, Mme Goût ; à la classe de perfectionnement, Mmes Pallu du Parc et de Soquence.

La classe blanche, la plus intéressante de la maison, avait à sa tête Mme Eberlé, aussi supérieure qu'agréable, Mmes Vibert et Morin.

Mme Jodot, une sainte aimable que ses élèves chérissaient, était à la classe blanc liséré.

Les ateliers de dessin étaient dirigés par Mmes Bréchot Giraud, Guérin, fille du grand peintre, Lemoine, Bilco (1), Olivier. Les professeurs qui venaient de Paris à cette époque étaient : MM. Signol, membre de l'Institut, Raymond, Ouvrié, etc. ; de nos jours, Jules Lefèvre, dont les peintures sont si admirées aux salons.

La musique comptait parmi les dames qui ravissaient par leurs délicieux talents : Mmes de Than, Dauby, Larouvière, Courtois, Hildibrand, Robinet, Buffenoir, etc. Mmes Marin, Bonhommé, Denois, avaient des voix splendides et dirigeaient le chant ; de nos jours Mme Ledoyen ne le cède en rien à ses devancières.

Pour les langues étrangères, il n'y avait qu'un professeur, c'était alors le côté faible. Une des dames, Mme Lemaire, était allée en Angleterre

_____

(1) Peintre de grand talent.

pour apprendre cette langue, et elle la transmettait aux élèves, tâche un peu ardue, les jeunes filles de ce temps-là n'aimant pas beaucoup *l'anglais !*

Mme Lemaire a fait preuve de beaucoup de patience et de courage, car étant atteinte d'une maladie mortelle très douloureuse, elle n'en continuait pas moins à donner ses leçons (1).

Il est impossible de citer le nom de toutes les dames qui consacraient leur dévouement à la maison de Saint-Denis, mais on peut dire qu'elles ont fait leur devoir.

Le service de la chapelle était fait par trois aumôniers : M. l'abbé Dufour, dont la tête imposante rappelait beaucoup celle du roi Louis XIV, était le premier. Venaient ensuite M. l'abbé Mariotte et M. l'abbé de Renémesnil. Nous avons applaudi au décret qui l'a nommé chanoine de Saint-Denis lorsqu'il prit sa retraite dernièrement. Depuis bien des années il avait été supprimé deux aumôniers à la chapelle, et M. l'abbé de Renémesnil était resté seul pour supporter ce lourd fardeau !

---

(1) Depuis 1895, sur la proposition du Gouvernement d'Autriche-Hongrie, quatre jeunes filles de l'Institut des filles de militaires de Hernals viennent pendant un an à la maison de Saint-Denis pour s'y perfectionner dans l'étude de la langue française, pendant qu'en échange quatre élèves de la maison de Saint-Denis se rendent de leur côté au même Institut pour compléter leur étude de la langue allemande.

(L. Brasier, *Histoire des Maisons d'éducation de la Légion d'honneur*.)

Quant au service de santé, il était fait par le docteur Longet, membre de l'Académie, un savant des plus distingués dont le nom sera toujours synonyme de dévouement et de science, puis par le docteur Louvel, qui a consacré aussi une partie de sa vie à donner ses soins aux élèves.

On ne pouvait voir sans attendrissement dans la vie intérieure de la maison le dévouement de la baronne Daumesnil. On la trouvait nuit et jour au chevet des malades, pendant les épidémies telles que fièvres typhoïdes, angines, choléra, assistant aux derniers sacrements.

Elle maintint l'éducation chrétienne avec ardeur (1).

Sa première femme de chambre, Mlle Rose Briet (2), fut atteinte d'une petite vérole de l'espèce la plus grave et mise dans un bâtiment à part à cause de la contagion. La baronne Daumesnil alla lui porter des consolations tous les jours pendant sa maladie.

Elle assista à l'amputation du pied d'une fille de service, à beaucoup d'opérations, etc., toutes choses douloureuses à son cœur si bon !

Un jour, la princesse Mathilde amena à Saint-Denis la grande duchesse Eugénie de Leuchtenberg, petite-fille du prince Eugène. S'étant fait le *cicerone* de cette charmante et jeune princesse,

(1) *Le Pèlerin*, 14 avril 1884.
(2) Mlle Briet, âgée de 78 ans, vit retirée à Paris.

elle lui expliquait tous les détails de Saint-Denis avec son érudition et son goût si délicat pour les arts.

Je cite encore, parmi les visites que reçut la surintendante baronne Daumesnil, celle du prince Pierre d'Oldenbourg, envoyé par l'empereur de Russie pour demander des renseignements sur l'organisation de la maison et faire des réformes à l'institut des filles nobles de Saint-Pétersbourg, dont il envoya quelques jours après une photographie à la baronne Daumesnil (1).

Nommons encore dans ces visites, celles que faisait Mgr Darboy à l'époque de la confirmation. Ce vénérable prélat arrivait toujours à la Légion d'honneur accompagné de ses grands vicaires, MM. l'abbé de Lagarde et de Coutoly. On venait chercher Monseigneur avec le dais porté et entouré par des élèves en voile blanc. L'archevêque se rendait à la chapelle ; au moment de confirmer, il adressait à son auditoire un discours rempli d'onction et de véritable piété. Il avait la simplicité et la foi d'un apôtre.

L'office terminé, Sa Grandeur se rendait chez la surintendante et prenait part au déjeuner de gala. A un de ces déjeuners, Mgr Darboy était placé, comme c'était l'usage, à droite de la baronne Dau-

---

(1) Photographie appartenant à la V^{tesse} de Clairval qui a figuré à l'Exposition de l'Enfance du petit Palais 1901.

mesnil. La conversation se fit sur les *qualités et les défauts*. La surintendante dit à l'archevêque :

« Monseigneur, on me reproche d'être trop indulgente, la situation est souvent difficile !...

— Gardez-vous, Madame la Surintendante, reprit Sa Grandeur, de changer de manière d'être. Dieu vous a donné cette qualité qui prime toutes les autres : *la bonté*, c'est avec elle que vous devez diriger votre cher troupeau ! Continuez donc à vous servir de cette précieuse arme donnée par le Tout-Puissant ! »

La baronne Daumesnil répondit :

« *Arme précieuse*, comme le dit Votre Grandeur, mais qui n'a de *véritable mérite qu'aiguisée par vos excellentes paroles et votre précieux exemple.* »

Voici encore une anecdote sur Mgr Darboy.

Celui-ci ayant été souffrant pendant quelques jours, revint prendre sa place au Sénat à côté du maréchal Vaillant. Ce dernier passa aussitôt sa carte à l'archevêque avec ces mots :

Un des moutons heureux du retour du berger.

L'archevêque écrivit de suite :

« *Berger heureux et fier d'avoir un tel mouton, Dont la tête est si forte et le cœur est si bon.* »

Et le distique paraissant critiquable, a été modifié sur-le-champ par Sa Grandeur :

« *Berger heureux d'avoir un troupeau si brillant, Dont la brebis est douce et le mouton Vaillant.* »

Tout le monde connaît la fin de ce vénéré prélat pendant la Commune.

Sur la photographie qui le représente et qui a été faite au dernier moment, on voit Mgr Darboy bénissant d'un geste de pardon ses bourreaux ! Ses courageux compagnons de martyre, le président Bonjean, l'abbé Deguerry, curé de la Madeleine, les Révérends Pères Jésuites Ducoudray, Clerc et Allard, furent dignes de leur archevêque (1).

En 1869, la baronne Daumesnil, très fatiguée et très souffrante, donna sa démission de surintendante à l'empereur Napoléon III, qui insista d'une façon particulière pour qu'elle conservât son poste, et ne l'accepta qu'avec regret ; il savait quelle femme de mérite, quelle mère la maison de Saint-Denis allait perdre.

Il lui demanda : « Madame Daumesnil, que puis-je faire pour vous ? Je vous accorderai ce que vous me demanderez.

— *Rien*, Sire », répondit elle, et l'empereur lui donna le titre de *surintendante honoraire*.

La baronne Daumesnil, rentrée à Paris, continua à faire l'admiration et le charme de ceux qui avaient le bonheur de la voir souvent, et quel accueil on recevait d'elle ! Quelle indulgence pour autrui dans ses paroles ! comme on recon-

---

(1) L'abbé de Lagarde, qui avait été emprisonné comme lui, avait pu être sauvé.

naissait en elle la vraie chrétienne, la vraie grande dame ! L'intelligence de la baronne Daumesnil avait conservé toute sa lucidité jusqu'à son dernier jour. Elle avait l'esprit très orné, savait une foule de choses, et sa conversation était des plus intéressantes, elle avait assisté à tant d'événements et vécu sous tant de règnes ! A sa naissance le Directoire, puis le Consulat, le premier empire, la première Restauration, les Cent-Jours, la seconde Restauration, Louis-Philippe Ier, la révolution de 1848, Napoléon III, l'époque de la guerre de 1870, la Commune et enfin la République !

La baronne Daumesnil, malgré ses quatre-vingt-neuf ans, avait une mémoire étonnante. Elle excellait aussi dans l'art d'écrire. C'était une autre Mme de Sévigné (1).

Elle s'oubliait toujours pour ne songer qu'aux autres (2), et prit froid en soignant sa femme de

(1) Voir quelques lettres de la baronne Daumesnil aux notes.
(2) C'est la baronne Daumesnil qui la première a fondé la caisse de secours des élèves déposée chez l'Inspectrice pour venir en aide à celles qui étant sorties de la maison se trouvent dans le besoin. Elle avait eu la touchante pensée de faire mettre un tronc dans la chapelle avec cette mention : *Pour les anciennes élèves malheureuses*, afin que les personnes fortunées qui visitaient cette maison de Saint-Denis si intéressante pussent déposer discrètement leur obole pour les filles des défenseurs de la patrie...

. . . .

Depuis, l'Association des anciennes élèves des maisons d'éducation de la Légion d'honneur a été organisée et rend les plus grands services par le dévouement des personnes qui la dirigent.

chambre. Une broncho-pneumonie l'enleva en huit jours ! L'abbé Chevojon, curé de Notre-Dame-des-Victoires, l'assista dans cette dernière maladie et fut édifié de sa foi ardente et de son courage résigné dans cette épreuve terrible. Elle fit envoyer télégraphiquement sa bénédiction à toute la maison de Saint-Denis, qui était en prières depuis qu'on la savait malade, et elle s'éteignit entourée de ses enfants et petits-enfants.

« La mort l'a touché au front, elle l'a sentie, elle a demandé elle-même à remplir ses devoirs de chrétienne, et elle est partie résignée, sans peur, sans reproche, digne veuve du Bayard moderne (1) ! »

(1) Etincelle, *Figaro*, 7 ou 8 avril 1884.

CHAPITRE XIII

L'amirale le Ray surintendante. — La guerre de 1870. — On licencie les élèves. — Les Prussiens campent dans la maison. — La Commune. Le Palais de la Légion d'honneur est brûlé à Paris. — Le calme renaît. — La république. — Départ de Mᵐᵉ le Ray. — Mᵐᵉ Ryckebusch. — Les grands chanceliers.

Au mois de janvier 1870, Mᵐᵉ l'amirale le Ray, née Pauline de Roussy, le 17 juin 1810, à Nivelles (Belgique), et veuve du contre-amiral Théodore-Constant le Ray, décédé le 23 avril 1849, était nommée surintendante de la Légion d'honneur en remplacement de la baronne Daumesnil, démissionnaire.

« La vie toute d'abnégation, le savoir et le mérite de Mᵐᵉ le Ray autant que les beaux services de son mari avaient déterminé ce choix (1).

« Le contre-amiral le Ray avait en effet laissé dans la marine une réputation de brave et loyal officier. Sa conduite au combat de Navarin et la prise de Bougie, la mission qu'il remplit auprès du gouvernement mexicain, le courage qu'il déploya à l'assaut de Vera-Cruz, enfin l'énergie dont il fit preuve pendant le blocus de Tunis lui valurent en 1841 les étoiles de contre-amiral, et en 1849, après sa mort, l'érection de sa statue sur la place publique de Pornic. Mᵐᵉ le Ray était

(1) *Les Maisons d'éducation de la Légion d'honneur*, par Eugène Fourmestraux.

installée depuis quelques mois seulement dans ces hautes fonctions, quand l'invasion prussienne la mit dans la triste nécessité de rendre à leurs familles les jeunes élèves auxquelles elle était déjà attachée, afin de les préserver du contact de ces hordes tudesques qui ne respectaient rien. »

Elle fit porter les objets précieux de la maison, tels que les tableaux et l'argenterie qui était belle et nombreuse, à la Grande Chancellerie de la Légion d'honneur. Malheureusement, celle-ci, comme chacun sait, fut brûlée pendant la Commune et tout ce qu'elle renfermait a été la proie des flammes.

Que de choses intéressantes et précieuses ont été perdues !

Je reviens à Mme le Ray, pour signaler encore le dévouement qu'elle montra à la maison de Saint-Denis. En 1881, une épidémie de diphtérie se déclara ; plusieurs élèves en moururent avec une telle rapidité qu'il fut décidé de licencier la maison. C'était à qui avait rivalisé de zèle pour soigner les élèves si dangereusement atteintes ! Mme la surintendante donna l'exemple, qui fut suivi par Mmes Guiraud, Dupont, etc. (1). Lorsque les élèves furent parties, on assainit la maison par le gaz, ce qui consiste à passer sur les murs, dans les angles, etc., une flamme de gaz, opération minutieuse et d'une grande dépense, mais infaillible.

(1) Qui pansaient elles-mêmes les élèves sans crainte de la contagion.

A peu près à la même époque, Mme le Ray fut fort affectée de la perte de sa secrétaire, Mme de Gombault, qui, ainsi que Mme Jacquemart, dignitaire, l'avait si bien secondée de leur courage et de leur dévouement pendant l'invasion de l'ennemi en 1870. Mais une autre épreuve était encore réservée à Mme le Ray, elle fut mise à la retraite... On dit qu'elle avait été trouvée d'opinion trop bonapartiste, d'autres la prétendaient trop âgée pour diriger la maison de Saint-Denis. On ne le sut pas. Mais ce qui est certain, c'est que la pauvre femme en éprouva un chagrin mortel... Elle se retira avec dignité, laissant de grands regrets ; elle avait beaucoup de bonté et le commandement facile (1).

Plusieurs changements avaient été faits par le général Vinoy pendant la surintendance de Mme le Ray. On avait déjà *modernisé* la maison, si je puis m'exprimer ainsi. Les sorties, les congés furent plus fréquents. M. Brasier raconte dans son important livre sur les maisons de la Légion d'honneur que depuis plusieurs années on a mis à la disposition des élèves des jeux nombreux et variés. Dans certaines circonstances, à la Sainte-Catherine et au 14 juillet, des chevaux de bois et des guignols donnent aux jardins l'apparence de kermesses. — Les élèves furent admises aux Garden-parties des Présidents de la République. L'état des classes

(1) Morte à Paris le 23 janvier 1888,

fut un peu modifié, on augmenta l'enseignement, il y eut un cours de cuisine, et on joignit à l'étude de l'anglais celle de l'allemand.

En 1883, le général Faidherbe, grand chancelier, nomma à la surintendance Mme Ryckebusch, qui dès son enfance avait fait partie de la maison. Pendant le cours de son éducation elle avait fait preuve d'une intelligence remarquable. Devenue novice et dame, son érudition, son enseignement et sa bonne tenue la désignèrent au choix du chancelier pour ce poste élevé et difficile de surintendante.

Elle gouverne la maison avec beaucoup de tact, et fut envoyée par la chancellerie, en 1895, en Allemagne et en Russie, pour étudier les établissements d'éducation.

Lorsque les souverains russes vinrent en France, ils offrirent à Mme Ryckebusch un bracelet magnifique, ce qui équivaut à une décoration.

Au moment de terminer cette histoire un peu abstraite peut-être, je ne veux pas omettre de citer le nom des grands chanceliers de la Légion d'honneur qui ont donné leur protection aux élèves.

Les Lacépède, Mortier, Macdonald, Oudinot, Gérard, Exelmans, Hamelin, Pelissier, Flahaut, Vinoy, Faidherbe, Février, d'Avout, Florentin.

Braves défenseurs de la patrie, dignes surintendantes, vous resterez toujours un exemple pour notre jeunesse française, avec Dieu et la patrie dans le cœur !

CHAPITRE XIV

LE CHATEAU D'ÉCOUEN

Ecouen (Itiniscorum) fut donné en 631 par le roi Dagobert au clergé et aux pauvres de la ville de Saint-Denis, et appartint pendant plusieurs siècles au monastère. Ce domaine, qui fut racheté en 1330 par la Dame de Montmorency au prix de 80 livres tournois, demeura près de deux siècles dans sa maison et passa en 1609 dans celle de Bourbon-Condé. Le château (1) seigneurial fut reconstruit et décoré entre les années 1540 et 1545 pour le connétable Anne de Montmorency par Jean Bullant, sculpteur, qui exécuta de sa main une partie de ces remarquables travaux.

Les architectes furent Barthélemy Prieur et Jean Goujon.

Les vitraux de la galerie représentaient les amours de Psyché et de Cupidon. Ils avaient été enlevés

---

(1) Recepta Monasteri. De rachapto Castelli d'Escoing per dominal de Momorentciaco 80 lib.

Comptes de la grande Commanderie de l'abbaye de Saint-Denis en 1330. Musée des archives de France et *Introduction de l'Abbaye de Saint-Denis*, par Mme Félicie d'Ayzac

fort heureusement quand les jeunes filles de la
Légion d'honneur vinrent occuper ce château.
Ces tableaux, exécutés sur les dessins de Raphaël,
ont été transportés au musée des Petits-Augustins.
Entre autres objets rares, on remarquait encore à
Ecouen le pavé de la cour, dessiné en labyrinthe,
au moyen de marbres composés. Dans l'intérieur
des appartements, on voyait une table taillée dans
un cep de vigne ; elle n'avait pas moins de trois
pieds et demi de diamètre (1).

On prétend qu'il existait autrefois dans la chapelle
d'Ecouen deux *captifs* en marbre, exécutés de la
main même de Michel-Ange. Lebœuf rapporte que
le duc Henri II fit présent de ces statues précieuses
au cardinal de Richelieu.

Les seigneurs de Montmorency ont possédé la
terre d'Ecouen pendant environ cinq cents ans ; elle
fut confisquée sur Henri II, maréchal de Montmorency, décapité à Toulouse en 1632. Louis XIII,
sollicité par les plus grands personnages de la cour,
allait accorder la grâce à cet homme illustre, lorsque le cardinal de Richelieu, qui voulait le perdre,
fit savoir au roi qu'on avait trouvé au bras du duc
un portrait d'Anne d'Autriche à qui ce seigneur
avait fait sa cour. Dès lors, le monarque, extrême-
ment jaloux, quoique sans amour, ferma son cœur

(1) *Histoire des environs de Paris,* par l'auteur de l'*Histoire
de Paris ;* chez Philippe, 1837.

à tout sentiment de clémence... Mais le supplice
de l'un des premiers capitaines de son règne pesait
sur la conscience de Louis XIII et brunissait encore
ses pensées, naturellement sombres. Un jour que ce
prince avait résolu de coucher à Ecouen, il s'avan-
çait le soir, dans une grande salle de ce château.
les ténèbres s'épaississaient dans cette vaste pièce,
lorsque, tout à coup, Louis s'arrête, jette un cri et
étend les bras devant lui comme pour repousser
quelque chose... Les officiers s'approchent, inter-
rogent Sa Majesté qui répond : « Je l'ai vu là !...
M. de Montmorency... Messieurs, sortons.....
Je ne coucherai pas ici... » A ces mots, il retourne
précipitamment sur ses pas et sort du château.
Ce fut sans doute par suite de cette vision men-
tionnée dans les mémoires du temps que ce souverain fit don d'Ecouen à Charlotte, duchesse
d'Angoulême. Plus tard, cette terre, à titre d'héri-
tage, passa dans la maison de Condé. Ce château
servit d'hôpital pendant les premières années de
la république (1).

En 1806, après la bataille d'Austerlitz, ainsi que
le dit M. Louis Chabaud dans son livre si intéressant : *les Précurseurs du féminisme*, « Napoléon,
comblé de succès et de gloire, se sentant maître de
ses destinées et des destinées de la France, désireux
de relever les ruines de la patrie en restaurant des

(1) *Histoire des environs de Paris.*

6*

institutions du passé, celles qui étaient de nature à rehausser son prestige tout en servant sa politique et ses intérêts, songea à faire revivre une des grandes idées de Louis XIV. Il avait conçu le vaste projet de faire élever aux frais de l'Etat les filles de ses légionnaires. » Ayant été à même d'apprécier les mérites et l'intelligence de Mme Campan, alors que sa belle-fille Hortense était au pensionnat de Saint-Germain, Napoléon la nomma directrice d'Ecouen.

Mme Campan avait ardemment désiré être à ce poste de confiance, et avait toutes les aptitudes pour l'enseignement de la jeunesse. Et quelle jeunesse ! Presque toutes étaient filles de héros qui avaient versé leur sang pour la patrie

Mme Campan née Genêt (Jeanne-Louise-Henriette), à Paris, le 6 octobre 1752, morte à Mantes (Seine-et-Oise) le 16 mai 1822. Son père était premier commis aux affaires étrangères ; il cultivait les lettres et recevait chez lui les littérateurs distingués de l'époque, tels que Duclos, Marmontel, Thomas, etc. Cette société contribua à développer l'esprit d'Henriette Genêt, dont l'éducation fut d'ailleurs très soignée.

Dès l'âge de quinze ans, elle entra à Versailles avec le titre de lectrice de Mesdames. Elle fut bientôt mariée à M. Campan, dont le père était secrétaire du cabinet de la reine. Louis XV la dota de cinquante mille livres de rentes et elle fut attachée à la dauphine Marie-Antoinette, en qualité de première femme de chambre. On sait qu'elle continua ses fonctions auprès de l'auguste princesse jusqu'au moment où l'horrible catastrophe du 10 août les sépara pour jamais. Elle vit le fer des Marseillais levé sur sa tête, quand les Tuileries, après le départ de Louis XVI et de sa famille, furent livrées au pillage.

Lorsque la reine fut transférée au Temple, Mme Campan fit de vaines tentatives auprès de Pétion pour obtenir de l'y suivre ; bientôt même, il lui fallut quitter Paris, où elle devenait l'objet des soupçons et des poursuites spéciales de Robespierre. Combertin, dans la vallée de Chevreuse, fut son asile. Là, elle ne tarda pas à apprendre que sa sœur, Mme Auguié, s'était donné la mort au moment de son arrestation !

Les malheurs et les chagrins se succédèrent rapidement : son mari tomba malade ; il avait auparavant contracté pour 30.000 francs de dettes. Son fils, âgé de 9 ans, réclamait des soins. Enfin elle se trouva réduite à un assignat de 500 francs !

Dans cet état de dénuament, l'idée lui vint de fonder un pensionnat : le goût de l'enseignement était inné chez elle. Elle s'associa une religieuse, s'établit à Saint-Germain et écrivit cent prospectus de sa main, parce que l'argent lui manquait pour les faire imprimer. Au bout d'un an, elle avait soixante élèves.

Napoléon lui confia sa belle-fille Hortense, et après la guerre d'Italie il vint assister chez Mme Campan à deux représentations d'*Esther* (1).

L'ordre et l'élégance qui régnaient dans cette maison lui firent une impression qui ne s'effaça pas, et après la bataille d'Austerlitz, Ecouen se peupla tout d'abord des filles ou des jeunes sœurs des généraux et des maréchaux de l'empire.

Les noms que ces murs répétèrent furent avant tous, ceux de Macdonald, Henrion, Cervoni, Desaix, Gautherin, Kumann, Berthier, Goût, de Mackau et le doux nom de Pholoé, jeune et belle grecque qui épousa plus tard un général russe (2).

Aucune de ces jeunes filles, aujourd'hui mères et aïeules, n'oublia Mme Campan, ni les noms des trente autres dames.

Nous ne consignerons ici que ceux des dames dignitaires : Mme Dubouzet, inspectrice, remplacée bientôt par Mme de Mongelas et Mmes Mallerot, Voisin, Gérard, Richardon et Zoé de Mongelas.

L'organisation intérieure d'Ecouen cessa en 1809 d'être provisoire, et le titre de directrice fut changé pour Mme Campan en celui de surintendante d'Ecouen. La direction de Mme Campan est restée un modèle pour l'éducation des élèves ; son esprit vigilant n'omit rien pour en faire des femmes accom-

(1) Extrait de la *Nouvelle Biographie générale*, décembre 1856.

(2) *Histoire de l'Abbaye de Saint-Denis*, par Mme d'Ayzac.

plies. Les lettres, les sciences, la couture, le blanchissage, le repassage, la cuisine : les élèves devinrent rapidement expertes dans tous ces genres. On leur enseigna même à faire le pain. Napoléon les voulait avant tout femmes d'intérieur et croyantes, Mme Campan les désirait bonnes mères de famille, pouvant diriger leur maison, modeste ou luxueuse.

Sur le projet de règlement qui avait été présenté à Napoléon, il y était dit que les élèves devaient assister à la messe le jeudi et le dimanche. L'empereur, de sa main, biffa ces lignes et mit *tous les jours*. Saine habitude d'où dépendait le reste de la journée.

Mme Campan voulait que les jeunes filles soient bonnes les unes envers les autres, *bonnes compagnes*, comme l'on dit de nos jours, esprit qui s'est conservé depuis dans les trois maisons de la Légion d'honneur. C'est Mme Campan qui eut l'idée à Ecouen des arbres de récompense. Nous voyons dans Barrière : « Qu'à Ecouen elle voulut accorder une marque de satisfaction à l'élève qui aurait été constamment douce, affable, obligeante avec ses compagnes, indulgente et bonne avec ses inférieures. Au jour marqué, la jeune personne que désignait la surintendante obtenait la faveur d'aller, en présence des dames et des élèves, planter un arbre dans un des bosquets du parc. »

Lorsque la maison de Saint-Denis fut organisée

en 1809, Mme Campan eut une peine secrète et une grande déception de ne pas être nommée surintendante des deux maisons. Le choix de l'empereur s'était porté sur Mme Dubouzet, inspectrice d'Ecouen. Qui pouvait mieux remplir ce but que Mme Dubouzet ?

Amie de la surintendante et son auxiliaire la plus active, elle avait porté autant qu'elle le poids de l'organisation et de l'administration supérieure ; mais, par un dévouement louable et un sentiment délicat, elle s'abstint de se mettre sur les rangs des dames qui briguaient ce poste. Son désintéressement la servit mieux que les sollicitations n'eussent pu le faire : le décret du 16 novembre 1812 plaça Mme Dubouzet à la tête de la maison. Un peu plus tard, l'empereur instituait une baronnie et érigeait un majorat en faveur de la noble femme qui avait répondu à l'invitation de lui demander une grâce : *Je ne souhaite de Votre Majesté d'autre récompense que le bonheur de vous avoir satisfait* (1).

De nouveaux décrets communs aux maisons d'Ecouen et de Saint-Denis régularisèrent l'organisation des deux instituts. La reine de Hollande en fut déclarée la protectrice, sous l'obligation de les inspecter, de veiller à l'exécution de leurs règlements intérieurs et d'en exposer les besoins à l'au-

---

(1) *Histoire de l'Abbaye de Saint-Denis*, par Mme d'Ayzac.

torité souveraine. Trois cents élèves, filles, sœurs, nièces ou cousines germaines de légionnaires, devaient être admises dans chacune de ces maisons : aucune n'en devait sortir avant 18 ans accomplis, ni ne pouvait y demeurer après sa 20ᵉ année révolue.

Mᵐᵉ Campan remplissait dignement la charge qui lui était confiée, lorsque arrivèrent les événements qui mirent fin à l'empire et à ses gloires !

En 1814, une grande peine fut éprouvée par Mᵐᵉ Campan : Louis XVIII rendit le château d'Ecouen aux Condé. Le retour des Bourbons ne fut pas favorable à l'ancienne femme de chambre de Marie-Antoinette ; des voix accusatrices s'élevèrent contre elle et la chargèrent d'imputations que l'opinion publique jugea calomnieuses ; le plus grand de ses torts fut sûrement de n'avoir pas hésité à se dévouer à une nouvelle famille régnante après avoir été attachée de si près à l'ancienne.

Mᵐᵉ Campan n'essaya pas de lutter ; elle eut un profond chagrin de sa mise à la retraite ; elle était en droit d'attendre au moins un peu de reconnaissance en souvenir des services rendus à la tante du roi, l'infortunée reine Marie-Antoinette, pour laquelle elle avait toujours été si dévouée. Mᵐᵉ Campan se retira à Mantes ; là, le dernier et le plus poignant de ses chagrins vint l'atteindre : elle perdit son fils, et malgré les consolations qui lui furent prodiguées par l'amitié et par la reconnaissance de ses élèves, entre lesquelles se distingua la maréchale Ney, ne se releva pas de ce coup. Une maladie de langueur l'entraîna au tombeau le 22 mars 1822, abreuvée de chagrin et d'amertume, mais avec des sentiments de piété et de résignation qu'elle n'avait jamais abandonnés !

Mme Campan a laissé des *Mémoires* sur la vie privée de Marie-Antoinette suivis de *Souvenirs et anecdotes historiques sur les règnes de Louis XIV et Louis XV* (1).

Puis les *Lettres de deux jeunes amies*, les *Conversations d'une mère avec sa fille*, des *Nouvelles* et des *Comédies à l'usage de la jeunesse*, et un ouvrage intitulé *de l'Éducation des femmes*. Tout le monde a lu ses mémoires : outre le vif intérêt qu'inspirent les événements et les personnages dont ils parlent, ils ont le mérite d'être écrits d'un style clair, naturel, élégant. Quant aux autres ouvrages, ils ne s'élèvent pas au-dessus du médiocre. Le véritable nom des Campan était Berthollet ; l'autre leur venait de la vallée dont ils étaient originaires. Le célèbre chimiste était leur parent.

Nous avons dit qu'en 1815 le château d'Ecouen avait été vendu par Louis XVIII aux Condé (2) ; en 1851 il fit retour à la Légion d'honneur.

_____

(1) 1re édition, Paris, 1823, 3 volumes.
(2) Le dernier des Condé avait stipulé dans son testament qu'un jeune prince de la maison d'Orléans, qu'il faisait son

On y installa les religieuses de la congrégation de la Mère de Dieu, qui dirigeaient plusieurs maisons où étaient élevées les filles de légionnaires, depuis le décret du 15 janvier 1810.

Mme Marguerite de Lézeau (1), en religion sœur Arsène Angélique, fondatrice de la congrégation de la Mère de Dieu, en fut la supérieure générale.

La première maison dite *Corberon*, située à Paris rue Barbette, au Marais, la seconde dite des *Barbeaux*, près la forêt de Fontainebleau, et enfin la troisième dite des *Loges*, en pleine forêt de Saint-Germain.

Un décret subséquent du 2 décembre 1811, déclarant propriété de l'Etat l'ancien domaine des Trappistes, établi au mont Valérien, fut affecté à la quatrième maison.

Ce projet n'eut pas de suite.

Mme de Lézeau, qui dirigeait rue du Pot-de-Fer soixante-quatre orphelines, obtint de l'empereur leur nomination dans une des nouvelles maisons créées, celle de la rue Barbette, et alla s'y installer avec elles (2). Napoléon eut tant à se louer des services de Mme de Lézeau qu'il lui avait accordé une pension de six mille francs.

légataire universel, devait donner une somme pour entretenir à Ecouen, devenu la propriété de Mme de Feuchères, *les Enfants de la Vendée.*

(1) Voir au chapitre xv, maison des Loges.

(2) *Les Maisons d'éducation de la Légion d'honneur*, par Eugène Fourmestraux,

Mme de Lézeau mourut en 1838.

1839-1858. — Mme Daussy, en religion mère Marie Eudoxie, qui avait été élève de la Légion d'honneur, fut assistante, supérieure de la maison des Loges et succéda à Mme de Lézeau. Elle donna sa démission en 1858, et mourut en 1860 à 64 ans.

1858-1869. — Mère Marie de Saint-Stanislas fut nommée supérieure générale et remplit ses fonctions avec beaucoup d'intelligence et de cœur.

Elle fit approuver par le pape, le 12 mars 1869, la congrégation de la Mère de Dieu. Elle s'était démis de ses fonctions en faveur de Mme Halley.

Mme Halley, 1869-1881, a été une des supérieures générales les plus remarquables et avait des qualités d'organisation jointes à beaucoup d'autres. Elle eut le regret de voir commencer la laïcisation de ses maisons.

1881. — Mme Dejardin, qui lui succéda lorsqu'elle mourut, vit achever cette laïcisation.

Les intendantes laïques d'Ecouen ont été :

Mme Lemoine (Rose-Agathe), du 24 août 1881 au 1er mars 1884. Elle avait été élève, postulante, novice, dame novice, dame de deuxième classe, dame de première classe à la maison de Saint-Denis, où longtemps elle avait dirigé l'atelier de dessin, section du paysage, ayant elle-même beaucoup de ta-

---

(1) Les supérieures particulières furent à Ecouen : Mme Villermet, 1860-1861 ; Mme Brion, 1861-1870 ; Mme de Ponton d'Amécourt, de 1870-1881.

lent. En 1884, elle fut nommée sous-directrice des études à la maison de Saint-Denis et prit sa retraite en 1885.

Mme Morin (Claudine) fut élève de Saint-Denis et passa par tous les grades jusqu'au dignitariat, puis devint directrice des études. Elle a été intendante d'Ecouen jusqu'au mois d'août 1881, époque à laquelle elle a pris sa retraite.

Mme Dufresne fit aussi son éducation à Saint-Denis et passa par tous les gardes. Elle a été intendante d'Ecouen jusqu'au 8 août 1890, où elle mourut.

Mme Zeude (Marie-Henriette) succéda à Mme Dufresne. Elle venait de Saint-Denis comme ses devancières et avait été comme elles élève, novice, dame et surveillante générale. Elle resta à Ecouen de 1889 à 1893, année où elle prit sa retraite en laissant beaucoup de regrets.

Mme Eigenschenck, choisie de même à Saint-Denis où sa remarquable entente l'avait signalée, succéda à Mme Zeude. Avant d'être nommée à Ecouen, elle avait été chargée d'organiser les ateliers aux loges et en avait été la directrice. De nos jours intendante d'Ecouen, elle l'administre avec ses rares qualités d'intelligence supérieure et de cœur délicat.

Les cours de comptabilité de la maison ont été complètement réorganisés, et l'éducation que les jeunes filles reçoivent à Ecouen peut marcher de pair avec celle de Saint-Denis.

CHAPITRE XV

LA MAISON DES LOGES

La maison des Loges est située dans la forêt de Saint-Germain, à peu de distance de la ville. Elle était occupée autrefois par un couvent d'Augustins déchaussés, fondé en 1644 par Anne d'Autriche, alors régente de France. La reine avait fait bâtir, dans une partie retirée du jardin, un petit pavillon qu'on y voit encore. Elle s'y rendait souvent lorsqu'elle habitait Saint-Germain, et ces pèlerinages aux Loges n'étaient peut-être pas étrangers aux intrigues de la vie de la belle reine (1).

Mme du Barry fut exilée aux Loges pendant la dernière maladie de Louis XV.

Plus tard, l'empereur Napoléon Ier y établit une autre maison de la Légion d'honneur. La vie n'est faite que de contrastes ; où avait logé le vice allait habiter la vertu.

La Restauration des Bourbons maintint cette fondation.

---

(1) *Histoire des environs de Paris*, par l'auteur de l'*Histoire de Paris* ; Philippe, 1837.

Sa première supérieure générale, Mme de Lézeau, était née à Rouen le 21 novembre 1755. Ayant perdu son père de bonne heure, sa mère la mit au couvent de la Visitation, où sa tante, la mère Marie-Claude Ango de Flers, se trouvait déjà. Pendant le temps de son éducation, Mlle de Lézeau se fit constamment remarquer par sa sagesse et sa piété.

Au sortir du couvent elle rentra chez sa mère, qui la conduisit dans le monde, mais ses aspirations étaient pour la vie religieuse. Sa mère ayant enfin consenti, Mlle de Lézeau rentra dans le couvent où elle avait été élevée. Deux ans plus tard, elle écrivait sur le registre de la communauté.

« Moi, Arsène-Angélique Ango d'Ecouché de Lézeau, j'ai, par la grâce de Dieu, aujourd'hui 27 décembre 1776, célébré mes vœux pour vivre et mourir dans la congrégation de Notre-Dame de la Visitation ; veuille mon Seigneur, bénir cette journée, et me la rendre profitable pour l'éternité. »

Lorsque gronda l'orage de la révolution, elle revint à Rouen auprès de sa mère qui s'y était réfugiée. Elle lui sauva la vie dans la circonstance suivante :

Une après-midi, des coups redoublés se font entendre à la porte ; croyant qu'on vient pour l'arrêter et craignant aussi que l'on ne profane l'hostie qui était dans une chambre convertie en chapelle, elle s'élance et court au tabernacle, met l'hostie sur sa poitrine, puis elle va chez sa mère et cache celle-ci derrière un porte-manteau dans une alcôve.

Ensuite elle se hâte de descendre et d'aller ouvrir.

— Ce n'est pas vous à qui nous avons affaire, disent ces forcenés, c'est à votre mère, Mme de Lézeau. — Ma mère n'est plus ici, dit la sœur Angélique. Nous allons bien la trouver, faites-nous visiter la maison en détail. »

Ils se précipitèrent dans la maison ; aucun placard, aucun réduit ne leur échappa. Lorsqu'ils furent arrivés devant l'alcôve où était Mme de Lézeau, ils sondèrent les vêtements avec leurs bâtons, et il s'en fallut de peu qu'elle ne fut atteinte. La sœur Angélique, à cet instant, s'aperçut que les pieds de sa mère passaient derrière un vêtement ; épouvantée, elle fit une prière mentale au Seigneur, si ardente, qu'il sauva Mme de Lézeau du péril. Tous ces hommes descendirent sans avoir rien vu !

La religieuse porta dans la soirée la précieuse hostie qu'elle tenait sur son cœur au prêtre qui venait souvent dire la messe dans la petite chapelle, et pour récompenser la sœur Angélique de son courage, il lui donna la communion avec cette même hostie. Après la révolution, sœur Angélique, que nous appellerons désormais Mme de Lézeau, fonda un établissement d'orphelines de la Mère de Dieu, rue des Saints-Pères, 52.

Lorsque, après l'avènement de l'empereur Napo-

léon Ier le pape Pie VII vint en France, Mme de
Lézeau (1) obtint de lui être présentée et d'avoir
une audience particulière. Cet entretien eut une
grande influence sur sa vie, et les conseils du
Pontife malheureux firent encore avancer dans
la perfection Mme de Lézeau. A cette époque, l'œuvre
des orphelines fut transférée rue du Pot-de-Fer.

Un décret de l'empereur ordonna l'établissement
des six maisons pour les orphelins de la Légion
d'honneur que nous avons déjà nommées dans
le chapitre précédent.

Mme de Lézeau, dont l'empereur avait entendu
souvent citer les mérites, fut nommée supérieure
générale d'Ecouen, des Loges et des autres maisons.

Voici ce qu'elle écrivait au comte de Lacépède,
grand chancelier, sur sa première visite aux Loges :

« J'ai l'honneur d'informer Votre Excellence que
demain je commencerai à organiser la maison impériale des orphelines de la Légion d'honneur des
Loges.

« Je vais m'établir pour quelque temps dans cette
maison afin d'y installer les dames et novices de la
congrégation que j'ai choisies pour y donner les
soins et l'éducation dus aux jeunes orphelines.

« Aussitôt les premières dispositions prises, je
placerai dans cette maison un certain nombre d'enfants choisies parmi celles dont j'ai connu l'éduca-

---

(1) *Vie de Mme de Lézeau*, par l'abbé de Verdalle

tion avant la création des maisons impériales d'orphelines ; j'y placerai aussi plusieurs enfants de la Légion d'honneur, particulièrement celles dont la santé semble devoir s'améliorer par le séjour à la campagne.

« Une partie de la maison des Loges ne peut être encore habitée ; il y aurait du danger pour la santé des jeunes élèves ; il faut nécessairement attendre que les plâtres soient secs.

« Je disposerai donc tous les lieux habitables et j'indiquerai à Votre Excellence le nombre d'orphelines que l'état de la maison permettra provisoirement de recevoir.

Cette maison sera administrée comme celle de Paris, sous ma surveillance immédiate, et j'y nommerai une supérieure qui, lorsque je serai absente, veillera à sa direction. »

Mme Dagoty fut la première supérieure des Loges.

Mme de Lézeau se rendit à Pont-à-Mousson pour y organiser une autre maison d'orphelines. A son arrivée, elle alla chez le maire, M. Charvet, qui lui fit l'accueil le plus flatteur et s'offrit à l'aider dans sa tâche.

Dans l'ancien couvent des Prémontrés, désigné pour la nouvelle maison, tout était vaste, spacieux et en excellent air. Beaucoup de familles s'étaient empressées de porter leurs hommages à Mme de Lézeau, dont la renommée de courage et de mérite était parvenue jusqu'à elles.

Avant de quitter Pont-à-Mousson, Mme de Lézeau alla voir la duchesse de Frioul, qui avait une propriété aux environs, puis elle rentra à Paris.

On sait que la maison des Loges est située dans la forêt de Saint-Germain. Napoléon aimait à y chasser, et, passant un jour à côté des Loges, il voulut surprendre les élèves et envoya une estafette prévenir la supérieure. Quelques instants après, l'empereur faisait son entrée. Il vit avec plaisir que l'organisation intérieure de la maison était telle qu'il la désirait.

Il fit une inspection générale, et dans une salle d'étude fit appeler au tableau l'élève qui avait la médaille pour faire un problème d'arithmétique. Ce fut Mlle Félicie Pellerin qui eut cet honneur, et Napoléon prit intérêt à lui poser des questions auxquelles elle répondit d'une façon satisfaisante. Comme récompense, l'empereur lui accorda une pension de trois cents francs.

Puis le souverain, accompagné de la supérieure et des élèves, se rendit au parc, où il remarqua que la fermeture laissait beaucoup à désirer, et ordonna qu'on fît de solides murailles.

Ensuite, l'empereur remonta à cheval et s'éloigna aux cris de *Vive l'Empereur* poussés par cette jeunesse qui l'aimait.

Mme de Lézeau fonda la maison des Barbeaux comme autre succursale de la Légion d'honneur.

Située en Seine-et-Marne, dans une ancienne abbaye des bénédictins de Cîteaux, elle avait été vendue en 1792, et après être passée en plusieurs mains avait fait retour à l'Etat.

L'abbé de Verdalle, dans son livre sur Mme de Lézeau, raconte la visite des alliés en 1814 aux Barbeaux et aux Loges.

« Pour protéger la maison des orphelines contre les bandes de fuyards, une garde, composée d'un sergent, un caporal et quatre hommes, fut envoyée sous la conduite du chef de bataillon Jolle, officier de la Légion d'honneur. Trois cavaliers prussiens se présentèrent un soir à la porte de l'abbaye et demandèrent des vivres. La supérieure, Mme de Visme, leur fit donner ce qu'ils désiraient et leur offrit aussi à boire, mais ils refusèrent, craignant que le vin qu'on leur présentait ne fût empoisonné. Ils voulurent que la supérieure en bût avec eux. Elle le fit de bonne grâce, et trempant ses lèvres dans le verre qu'elle tenait à la main et qu'ils avaient refusé, elle en prit quelques gorgées et le leur présenta ensuite. Ils burent après elle et se retirèrent rejoindre leur détachement.

« Mme de Lézeau se trouvait à la maison des Loges lorsque les armées alliées envahirent la maison des orphelines.

« Les élèves étaient renfermées dans les classes, les religieuses étaient à la chapelle à genoux devant le Saint-Sacrement. Mme de Lézeau se rendit à la porte recevoir un officier qui, d'une façon fort polie, lui demanda des vivres pour tout le régiment. Mme de Lézeau demanda au colonel sa parole d'honneur qu'aucun des hommes qu'il commandait ne franchirait le seuil de la maison des orphelines de la Légion d'honneur, et fit préparer un repas pour ces soldats sauvages et affamés.

« Le lendemain, l'économe dut se rendre à Saint-Germain pour renouveler ses provisions. Un détachement de cavalerie escorta, par ordre du commandant, la voiture qui la conduisait, afin de prévenir toute aventure fâcheuse.

« Au moment du départ, le colonel voulut saluer Mme de Lézeau et la remercier. Un officier lui demanda de lui donner un souvenir. Mme de Lézeau lui dit qu'elle ne possédait rien, qu'une religieuse n'avait que son chapelet. L'officier russe témoigna qu'il serait heureux de le posséder, et Mme de Lézeau le lui donna. Le Russe le reçut avec respect, remercia avec reconnaissance et s'éloigna. »

L'impératrice Marie-Louise écrivit au nom de l'empereur à Mme de Lézeau, pour lui annoncer une pension de 6.000 francs.

C'était le moins que pouvait faire Napoléon pour la supérieure qui avait tant de zèle et de dévouement pour ses orphelines, nous pouvons dire pour tous ceux qui étaient sous sa direction.

On raconte qu'ayant appris un soir à Paris (il était onze heures) que le concierge des Loges était très malade, elle partit immédiatement avec l'assistante, ne craignant ni la fatigue pour son grand âge, ni les fâcheuses rencontres à pareille heure dans la forêt, et arriva à temps pour remonter le courage du pauvre homme et l'exhorter (1).

Mme de Lézeau mourut à la maison de la rue Barbette, à l'âge de 83 ans. Je ne dirai pas de quels regrets unanimes elle fut entourée à ses derniers moments. Le docteur Longet, très jeune alors, mais qui déjà avait une grande science et était médecin des maisons de la Légion d'honneur, lui donna ses soins dévoués. Mme de Lézeau avait toujours eu une grande confiance en lui et lui accordait beaucoup d'estime.

Nous, qui bien des années après avons vu cet éminent praticien, cet homme de cœur à l'apogée de sa gloire, prodiguer son dévouement en maintes circonstances, sommes heureux de rendre hommage à sa mémoire.

Une des filles du docteur Longet (2), Mlle Marguerite Longet, a épousé le docteur Lamarre, qui pendant de longues années a prodigué son savoir et son dévouement à la maison des Loges. Son fils le docteur Lamarre l'a remplacé depuis 1887, et par sa valeur personnelle fait honneur au souvenir de son père et de son aïeul.

---

(1) *Vie de Mme de Lézeau*, par l'abbé de Verdalle.
(2) La fille aînée du docteur Longet avait épousé le docteur Coutain.

Mais revenons à Mme de Lézeau, dont la fin causera un si grand vide dans les maisons qu'elle a fondées et auxquelles elle a consacré sa vie.

Le grand chancelier et la comtesse Gérard vinrent auprès d'elle. Ses adieux furent des plus touchants au maréchal, qui lui dit : « Ma mère, priez pour moi et ma famille », et s'étant mis à genoux, ainsi que sa femme, Mme de Lézeau, faisant le signe de la croix, dit avec une vive émotion : « Je vous bénis, au nom du Père, du Fils et du Saint-Esprit. Ainsi soit-il. » Mgr de Quélen assista la vénérable mère, ainsi que les religieuses et quelques élèves ; elle ne cessa jusqu'à la dernière minute de son existence de leur faire les recommandations les plus touchantes.

Mme de Lézeau s'éteignit le 28 décembre 1838 et laissa les plus vifs regrets.

Ses obsèques furent célébrées avec une grande pompe.

La congrégation de la Mère de Dieu donna, ainsi que nous l'avons dit, ses supérieures à la maison d'Ecouen et des Loges, de 1812 à 1882.

Les principales ont été citées par nous dans le chapitre précédent, et les supérieures particulières ont été pour les Loges, jusqu'à la laïcisation :

Mme Dagoty ;

Mme Bayon ;

Mme Dejardins, de 1862 à 1868 ;

Mme de Ponton d'Amécourt, de 1868 à 1870 ;

Mme de Lacombe, de 1871 à 1873.

Mme Cheval, de 1873 à 1876.

Mme Mathon, de 1876 à 1881.

Toutes ces supérieures ont été des femmes remarquables, inculquant à leurs élèves de solides principes de devoir et de piété, la femme ne pouvant vivre sans croyance et sans religion.

Depuis 1881, les intendantes de la maison des Loges ont été : Mme Vibert, qui venait de Saint-Denis où elle avait eu tous ses grades. C'était une femme de grand bon sens, et très instruite ; malheureusement sa santé ne lui permit pas de rester à son poste, et elle se retira en 1882.

Mme Eigenschenck ayant été élève et dame de Saint-Denis, fut nommée intendante intérimaire aux Loges et rentra à Saint-Denis à l'économat lorsque Mme Dufresne fut nommée intendante des Loges le 31 mai 1886.

De nos jours, Mme Lebon, née à Alger le 4 décembre 1844, élève et dame de Saint-Denis, est intendante des Loges depuis le 1er octobre 1887. Elle n'a cessé de faire faire les plus grands progrès aux études et aux travaux professionnels de cette maison.

On se rappelle les succès obtenus aux expositions universelles de 1889 et de 1900 par les élèves des Loges pour leurs splendides broderies de tous genres et leurs travaux en robes, lingerie, etc., etc. **Nous sommes heureux que la croix de la Légion** d'honneur ait récompensé ses efforts et son dévouement.

Une exposition rétrospective a été organisée à l'Exposition universelle de 1900. Les portraits des surintendantes : Mmes Campan, la baronne Dubouzet, la comtesse du Quengo, la comtesse de Bourgoing, la baronne Dannery, la baronne Daumesnil, la supérieure Mme de Lézeau y figuraient, ainsi que les décorations de la Légion d'honneur, des gravures anciennes, etc. ; malheureusement on avait été forcé de faire un choix limité, l'espace manquant.

Nous espérons que cet essai si réussi donnera l'idée d'en faire une plus complète où l'on ferait appel à toutes les bonnes volontés et qui réunirait ce qui reste de plus intéressant depuis la fondation des trois maisons de la Légion d'honneur. *Saint-Denis, Ecouen* et *les Loges.*

NOTES

ET

PIÈCES JUSTIFICATIVES

CATALOGUE DES ABBÉS DE SAINT-DENIS

Abbés nommés par élection :

626, Dodon ou Eudes.
632, Chunauld.
643, Aygulphe.
647, Wandebercht.
678, Charderic.
690, Chaino.
710, Dalfin.
712, Chillard ou Hellard.
717, Turnoald.
. . . Hughes.
718, Berthoald.
726, Godobald.
748, Amalbert.
750, Fulrad.
784, Maginaire.
793, Fardulfe.
806, Walton.
814, Hilduin.

Abbés séculiers ou commendataires.

PREMIÈRE PÉRIODE.

842, Louis Ier.
868, Charles le Chauve, empereur.
877, Goslin, évêque de Paris.

887, Ebles.

892, Eudes Ier, roi de France.

903, Robert, Ier comte de Paris.

922, Hughes II le Grand.

956, Hughes III Capet.

Abbés nommés par élection.

968, Goslin II.

... Gérard.

980, Robert II.

994, Saint Odilon, réformateur.

998, Vivien.

1049, Hughes IV.

1067, Raynier.

1071, Guillaume Ier.

1091, Yves Ier.

1111, Adam.

1122, Suger.

1152, Eudes II, de Deuil.

1167, Eudes III, de Taverny.

1169, Yves II.

1172, Guillaume II, de Gap.

1180, Hughes V, de Foucauld.

1197, Hughes VI, de Milan.

1204, Henri Ier Troon.

1221, Pierre Ier d'Auteuil.

1228, Eudes IV de Clément.

1246, Guillaume III Macorris.

1254, Henri II Mallet.

1258, Mathieu de Vendôme.

1286, Renaud de Giffard.

1304, Gilles Ier de Pontoise.

1326, Guy Ier de Chartres.

1343, Gilles II Rigaud.

1351, Gauthier II de Pontoise.
1354, Robert III de Fontenay.
1363, Guy II de Monceaux
1396, Philippe Ier de Villette.
1418, Jean Ier de Bourbon.
1431, Guillaume IV Farréchal.
1442, Philippe II de Gamaches.
1464, Jean II Geoffroy, évêque et cardinal.
1474, Jean III de Villiers, évêque et cardinal.
1499, Antoine de la Haye.
1505, Pierre II de Gouffier.
1517, Eymar de Gouffier.

Abbés commendataires.

DEUXIÈME PÉRIODE.

1529, Louis II de Bourbon, cardinal.
1557, Charles II, cardinal de Lorraine.
1574, Louis III de Lorraine cardinal de Guise.
1589, Charles III, cardinal de Vendôme, puis de **Bourbon.**
1594, Louis IV de Lorraine cardinal de Guise.
1622, Henri III de Lorraine.
1633, Réforme de Saint-Maur.
1642, Armand de Bourbon, prince de Conti.
1654, Jules Mazarin, cardinal.
1662, Paul de Gondy, cardinal de Retz.
1691, Suppression de la dignité abbatiale.

Prieurs selon la réforme de Saint-Maur.

. . . Dom Charles le Bouyer.
1693, Julien Raguideau.
1696, Pierre Arnauld de Loo.
1699, Pierre Arnauld de Loo.

1702, Mathieu Gibert.

1705, Charles Petey de l'Hostellerie.

1708, Pierre Arnauld de Loo.

1711, Denis de Sainte-Marthe.

1714, Robert Marchand.

1717, Denis de Sainte-Marthe.

1720, François Anseaume.

1723, Pierre Richer.

1726, Pierre Richer.

1729, Pierre du Biez.

1733, Pierre du Biez.

1736, Joseph Castel.

1739, Joseph Castel.

1741, Pierre du Biez.

1742, Joseph Avril.

1744, Joseph Avril.

1745, Pierre du Biez.

1748, Pierre Boucher.

1754, Jacques Nicolas Chrestien.

1754, Jacques Nicolas Chrestien.

. . . .

1760, Pierre Boucher.

1763, Jacques-Nicolas Chrestien.

1766, Joseph Delrue.

1767, René Gillot.

1770, Jacques-Nicolas Chrestien.

1773, Pierre-François Boudier.

1775, André de Malaret.

1778, Dom Bourdin.

1781, Pierre François Boudier.

1784, Dom Bourdin.

1788, André de Malaret.

1791, Dom Verneuil.

1792, Sécularisation de la communauté.

OBSÈQUES DE CHARLES VII

Charles VII mourut à Mehun-sur-Yèvre en Berry, le vingt-deuxième de juillet 1461, âgé de cinquante-neuf ans et demi, le trente-neuvième de son règne.

La plupart des seigneurs désertèrent incontinent le château de Mehun, pour se rendre auprès du dauphin légitime héritier de la couronne, pendant que le grand écuyer de Jean des Ursins, chancelier de France, prit soin des funérailles du roi. Le corps ayant esté embaumé, fut mis dans un cercueil de cyprès, enfermé dans un autre de plomb et tous deux dans une bière de bois. On dressa en même temps ce qu'on appeloit le lit de l'effigie : c'étoit la figure du roy au naturel : elle le représentoit couché, un bonnet sur la teste avec la couronne royale au-dessus, vestu d'une tunique et d'un manteau royal fourré d'hermines, ayant des gant en ses mains, et tenant dans l'une la main de justice, et le sceptre dans l'autre. Cette figure fut posée sur un chariot suspendu couvert d'un grand poesle de velours noir croisé de satin blanc aux armes de France.

Pour le cercueil on le mit dans une litière couverte d'un drap d'or.

On transporta ainsi l'un et l'autre, c'est-à-dire le corps et l'effigie de Charles VII de Mehun à Paris.

Le duc d'Orléans, le comte d'Engoulesme son frère, le marquis de Saluces, les seigneurs de Chasteaubriant et de Rochefort, le gouverneur de Touraine, le prévost de

(1) Dom Félibien.

l'hostel et quantité d'autres officiers accompagnèrent le convoy jusqu'à Paris où ils arrivèrent le cinquième jour d'aoust. Le corps fut déposé dans l'église du prieuré de Notre-Dame des Champs pour être porté de là en cérémonie à la Cathédrale. Le lendemain après midy les chanoines de Nostre-Dame allèrent au devant avec les chanoines de la Sainte-Chapelle, les paroisses de la ville, l'université, les quatre ordres mendiants et la plupart des autres religieux. Les compagnies, c'est-à-dire le parlement, la chambre des comptes, le chastelet et la ville se rendirent aussi à Notre-Dame des Champs.

Lorsque tout fut disposé pour la marche, chaque corps prit son rang et la procession commença. On y compta treize crosses soit d'évèques soit d'abbez. Louis d'Harcour, patriarche de Jérusalem, archevêque de Narbonne et évêque de Bayeux comme officiant, marchoit après tout le clergé ; et vis-à-vis à sa gauche le recteur de l'Université.

Il y avait deux cents pauvres vestus de deuil qui portoient des torches allumées précédez de vingt-quatre crieurs de Paris aussi en robes de deuil, chargez de deux écussons aux armes de France, quatre hérauts d'armes vestus de velours noir marchoient devant la litière où estoit le corps du roy. Elle estoit portée par les officiers de sel appellez henouars, et tout autour estoit le parlement en manteaux d'écarlate ; quatre présidens tenoient les coins du poesle sur lequel estoit l'effigie du roy. Au dessus du cercueil, le procureur du roy et cinq autres officiers du chastelet portoient les bastons du dais. Immédiatement après le corps venoient les princes du sang qui faisoient le deuil, savoir le duc d'Orléans et les comtes d'Engoulesme, d'Eu et de Dunois, tous quatre à cheval, et couverts de grands manteaux noirs à cheperon de même. Suivoit le chariot dans lequel avoit esté apporté de Mehun à Paris le lit de l'effigie, et ce

chariot estoit d'un grand poesle de velours à une croix
de satin blanc et tiré par cinq chevaux caparaçonnez
de velours noir. D'un costé de la rue a droite estoit
le chancelier, et de l'autre les chambellans, le grand
écuyer et les pages avec environ quatre-vingts officiers
de la maison du roy tous à cheval et en deuil, suivis
d'une grande foule de peuple. Le convoy estant arrivé
à Nostre-Dame, le corps avec l'effigie du feu roy fut mis
sous une chapelle ardente au milieu du chœur. On
chanta les vigiles des morts, et le lendemain la grand'-
messe où il y eut offrande et oraison funèbre. C'estoit
un vendredy vingt-septième d'août.

Après midy sur les deux ou trois heures toutes les processions et les compagnies retournèrent à la cathédrale,
pour conduire le corps à Saint-Denys dans le même
ordre que le jour précédent.

Au sortir de la ville, les seigneurs, les officiers et jusqu'aux hérauts, tous montèrent à cheval. Lorsqu'on fut
arrivé au village de la chapelle, l'abbesse et les religieuses
de Montmartre se présentèrent pour faire leurs prières
sur le corps du roy. Le convoi s'arresta, et après quelques oraisons on continua de marcher jusqu'à la croix
aux Siens, autrement la croix panchée où estoient déjà
arrivez les religieux de Saint-Denys tous en chappes portant devant eux une croix d'or. Là, l'évêque de Chartres
dit encore quelques prières, après quoy les chanoines
de Notre-Dame, les autres processions de Paris et l'université s'en retournèrent.

Les henouars, qui jusque-là avoient porté le corps,
firent difficulté de passer outre, prétendant que ceux de
Saint-Denys leur devoient payer dix livres parisis : sur
quoy il y eut quelque contestation : mais elle fut apaisée
incontinent par le grand écuyer qui leur promit la somme
qu'il demandoit s'ils prouvoient qu'elle leur fust due.
Avec cette assurance ils portèrent le corps jusque dans

le chœur de Saint-Denys. Avant que d'y entrer, on fit
station à la porte de la ville, et là fut donné le dais à
huit religieux pour le porter sur l'effigie du roy qui se
voyoit à découvert

L'église de Saint-Denys étoit toute tendue comme
Notre-Dame de Paris, c'est-à-dire par le haut d'une toile
bleue semée de fleurs de lys et plus bas de velours noir.
Il y avoit deux grands écussons aux armes de France sur
chacune des portes de l'église. Le devant du Jubé, l'autel du milieu du chœur, et le grand autel estoient couverts partie de velours et partie de satin noir. Toute
l'église estoit éclairée de luminaires : entre les piliers de
la nef on avait mis de chaque costé des barres de fer
à hauteur d'appuy qui soutenoient un double rang de
torches chacune de trois à quatre livres pesant. Le tour
du chœur et du grand autel estoient pareillement garnis
de cierges en grand nombre ; il y en avoit une infinité à
la chapelle ardente tendue de velours noir et chargée
d'écussons, sous laquelle furent mis le cercueil et l'effigie du feu roy.

Il estoit huit heures du soir, lorsque le convoy arriva.
On ne chanta que vespres des morts ; les vigiles furent
remises au lendemain matin.

Les évêques de Troyes et de Chartres tinrent le chœur.
Louis d'Harcourt, patriarche de Jérusalem, officia à la
grand'messe ; l'évêque d'Angers luy servit de diacre et
celui de Béziers de sous-diacre. Il y avoit encore plusieurs
autres prélats qui assistèrent au service. Les évêques de
Paris, d'Orléans, de Senlis et de Meaux : les abbés de
Saint-Germain des Préz, de Saint-Magloire, de Saint-
Etienne de Dijon, et de Saint-Victor de Paris. On garda
les mêmes rangs qu'à Notre-Dame, excepté que le comte
d'Eu n'y assista pas, non plus que le recteur de l'Université. Le duc d'Orléans et les comtes d'Angoulesme et
de Dunois qui faisoient le deuil, occupoient les trois

premiers sièges du chœur à main droite en entrant, et après eux estoient les seigneurs de Loyac, de Torcy, le marquis de Saluces, les seigneurs de Chateaubriand et de Rochefort, l'amiral, le grand écuyer et le seigneur de Donnoles ; de l'autre côté à main gauche estoient au premier siège le chancelier de France, les présidens et les conseillers du parlement, la chambre des requestes et les secrétaires.

Des trois princes du sang, le seul duc d'Orléans alla à l'offrande précédé de quatre hérauts qui portèrent les présens. Ils estoient accompagnés de quatre seigneurs, deux pour le soutenir par les bras et deux autres pour porter la queue de son manteau. En passant devant le corps du roy, les hérauts le saluèrent, en mettant les genoux jusqu'à terre ; mais le duc s'inclina seulement.

Après l'offrande, Thomas de Coucelles, docteur en théologie et doyen de Notre-Dame de Paris, fit l'oraison funèbre.

La messe estant achevée, le duc et la duchesse d'Orléans, les autres princes, les seigneurs de la cour et les prélats allèrent tous dans la chapelle royale pour l'enterrement.

Le corps du roy fut apporté avec l'effigie. Les cérémonies de la sépulture finies, le héraut dit à haute voix : Priez Dieu pour l'âme de très excellent, très puissant et très victorieux prince le roy Charles VII de ce nom puis il jetta sa masse dans la fosse contre le cercueil ; et un moment après il la retira en criant : Vive le roy. A l'instant les cris redoublèrent : Vive Louis, roy de France. Les religieux de Saint-Denys délivrèrent alors à deux notaires un acte par lequel ils reconnaissoient avoir reçu le corps du roy Charles VII.

Le duc d'Orléans, avant que de sortir de la chapelle, s'agenouilla sur la fosse couverte de deux ais, fit sa prière et deux révérences en se retirant. Tous les autres

passèrent autour de la fosse, mais ne firent qu'une révérence.

Ils allèrent de là au festin public qui fut servi dans la
grande salle de l'abbé : après quoy le grand Chambellan
et le grand Ecuyer allèrent par toutes les chapelles ou
reposoit quelque corps de martyr et donnèrent le velours
et le satin necessaires pour faire des paremens d'autels.
Ainsi finirent les obsèques du roy Charles VII, que jay
décrites un peu au long ; parce que de toutes les
pompes funèbres qui s'étoient faites jusqu'alors à Saint-
Denys, il n'y en a point dont on nous ait conservé une
relation plus ample.

Légion d'Honneur.

MAISON IMPÉRIALE. NAPOLÉON.

Écouen, le 9 juin 1809.

*La Dame Directrice à Mesdemoiselles les Elèves
de la 11e section blanche liserée.*

Presque toutes vos lettres sont bien, Mesdemoiselles ;
je vois avec satisfaction que je pourrai vous donner des
sujets plus étendus.

Ce qui vous convenait individuellement m'avait inté-
ressé avant tout. — Voici mon avis sur les lettres.

No 8, a le mérite particulier d'exprimer la reconnaissance que vous devez toutes à Sa Majesté l'Empereur
pour avoir consenti à faire d'immenses dépenses dans
la vue vraiment paternelle de procurer à votre sexe et à
votre âge une maison comme il n'en exista jamais,

Je regrette de n'avoir pu donner un cachet de contentement à ce n° 8, mais le style n'est pas accusé.

Je crois cette lettre d'une très jeune personne, la reconnaissance est dans son cœur, je la prie d'en agréer mes félicitations.

N° 144. -- Bons sentiments, style pas assez formé.

N° 3. — Belle écriture assez bien.

N° 16. — Pas assez avancée, même pour l'orthographe.

N° 56. — Assez bien, style très jeune.

N° 4. — De bons sentiments, style à former.

N° 99. — Laconisme désobligeant, c'est une tâche que l'on a remplie, sans viser à la récompense.

N° 44 *idem*. — A croire que les deux lettres sont de la même personne.

N° 444. — Très bien et écrite par une bonne personne. *Un troisième cachet de contentement.*

N° 1. — Style qui peut devenir très agréable, mais il a besoin d'être contenu. — Sans les compliments qui sont adressés à Mme Campan, la surintendante eût donné un bon cachet ; il est difficile de louer, et le tact doit indiquer les occasions où cela est autorisé.

N° 77. — Pas mal.

N° 71. — Assez bien.

N° 55. — Un cachet de contentement.

N° 399. — Un cachet de contentement.

Ces trois lettres seulement seront lues à l'inspection.

Je vous embrasse toutes.

GENET CAMPAN.

Légion d'honneur.

MAISON IMPÉRIALE NAPOLÉON.

Écouen, le 10 septembre 1810.

La dame surintendante à son Excellence, Monseigneur le grand chancelier de la Légion d'Honneur, Ministre d'Etat (1).

MONSEIGNEUR,

La dame Argier s'est présentée ce matin et m'a fait demander au parloir. Cette dame, accompagnée de deux autres dames, m'a dit :

« Madame, M. le Grand Chancelier vous a fait donner ses ordres pour que vous me fissiez voir la maison Impériale. »

Je lui ai répondu : Madame, Mgr le Grand Chancelier a tous les droits possibles de donner des ordres dans les maisons Impériales, mais il est connu pour posséder au suprême degré une obligeance et une politesse qui lui feraient blâmer la manière dont vous me communiquez ses ordres.

S'il y a une lettre de Son Excellence, vous verrez la maison, s'il n'y en a pas vous ne la verrez pas.

Mme Dubouzet a feuilleté dans le carton de correspondance il n'y avait point de lettres.

Cependant je suis retournée au parloir et ai dit à cette dame que son extérieur n'annonçait nullement une personne capable d'en imposer le nom de son excellence qu'elle avait prononcé, ainsi que ses intentions,

(1) Comte de Lacépède.

me décidaient à prendre sur moi de lui faire voir la maison.

Voilà un fait qui serait susceptible d'être dénaturé. C'est pourquoi je prends la précaution de vous le soumettre.

Votre Excellence, sait combien ses ordres nous sont chers, mais elle nous a accoutumées à les recevoir accompagnés d'une grâce et d'une bienveillance qui m'ont prévenue contre la manière dont, cette fois, ils m'ont été communiqués.

Cette dame m'a soutenu qu'elle avait dit et *donné ses ordres* ; certes, la chose était trop naturelle pour que je me fusse récriée, c'est la manière peu polie dont elle s'est exprimée qui lui a mérité ma réflexion.

J'ai l'honneur d'être,

Monseigneur,

Votre très humble et très obéissante servante.

GENET CAMPAN (1).

———

Décret de nomination à la surintendance de la maison Napoléon de Saint-Denis.

Au palais de Fontainebleau, le 16 novembre 1810.

Napoléon, empereur des Français, roi d'Italie, protecteur de la confédération du Rhin, médiateur de la conférence suisse.

Nous avons décrété et décrétons ce qui suit :

Article 1er. — Mme Dubouzet, inspectrice de la maison

———

(1) Les originaux de ces deux lettres appartiennent à Mme la vicomtesse de Clairval.

impérale Napoléon d'Ecouen, est nommée surintendante de la maison impériale de Saint-Denis.

Article 2. — Notre grand chancelier de la Légion d'honneur est chargé de l'exécution du présent décret.

NAPOLÉON.

Par l'Empereur :

Vu : *Le ministre secrétaire d'Etat*,
II. B., duc de Bassano.

Vu : *Le grand chancelier, ministre d'Etat* :
B. G. E. L., comte de Lacépède.

BULLETIN DES LOIS
N° 79

(N° 563.) Ordonnance du Roi *concernant l'Organisation, la Composition et l'Administration de la Légion d'honneur, sous le titre* d'Ordre royal de la Légion d'honneur.

Au château des Tuileries, le 26 mars 1816.

Louis, par la grâce de Dieu, Roi de France et de Navarre, à tous ceux qui ces présentes verront, salut.

Considérant que les dispositions des lois, statuts et actes relatifs à la Légion d'honneur, se trouvent éparses dans différentes ordonnances, et qu'il est important d'en former une seule qui, les renfermant toutes, devienne ainsi le code de la Légion ;

Sur le rapport de notre cousin le maréchal duc *de Tarente*, grand chancelier de la Légion d'honneur ;

De l'avis du Conseil de nos ministres,

Nous avons ordonné et ordonnons :

TITRE Ier

Organisation et Composition de la Légion d'honneur.

ART. Ier. — La Légion d'honneur est instituée pour récompenser les services civils et militaires.

2. Le Roi est chef souverain et grand-maître de Légion d'honneur.

3. La Légion prend le titre d'*Ordre royal de la Légion d'honneur;* les commandants, celui de *commandeurs ;* et les grands-cordons, celui de *grand'croix*.

4. L'ordre royal de la Légion d'honneur est composé de chevaliers, d'officiers, de commandeurs, de grands officiers et de grand-croix.

5. Les membres de la Légion sont à vie.

6. Le nombre de chevaliers est illimité.

Celui des officiers est fixé à deux mille ;

Celui des commandeurs, à quatre cents ;

Celui des grands officiers, à cent soixante ;

Celui des grand-croix, à quatre-vingts.

7. Le nombre des grand-croix, grands officiers, commandeurs et officiers, dépassant celui fixé par l'article 6, ceux qui sont revêtus de ces grades les conservent ; mais par les extinctions nous pourrons les réduire.

8. Les princes de la famille royale et de notre sang et les étrangers auxquels nous conférerons la grande décoration, ne sont point compris dans le nombre fixé par l'article 6.

9. Les étrangers sont admis et non reçus, et ne prêtent aucun serment.

TITRE II

Forme de la Décoration, et manière de la porter.

10. La décoration de l'ordre royal de la Légion d'honneur consiste dans une étoile à cinq rayons doubles, sur-

montée de la couronne royale. Le centre de l'étoile, entouré d'une couronne de chêne et de laurier, présente, d'un côté l'effigie de Henri IV avec cette exergue, *Henri IV, Roi de France et de Navarre* ; et l'autre, trois fleurs de lis avec cette exergue, *Honneur et Patrie*.

11. L'étoile émaillée de blanc est en argent pour les chevaliers, et en or pour les grand-croix, les grands officiers, les commandeurs et les officiers.

12. Les chevaliers portent la décoration en argent à une des boutonnières de leur habit, attachée par un ruban moiré rouge sans rosette. Les officiers la portent en or à une des boutonnières de leur habit, attachée par un ruban moiré rouge avec une rosette.

Les commandeurs portent la décoration en sautoir, attachée à un ruban moiré rouge, un peu plus large que celui des officiers.

Les grands officiers portent, sur le côté droit de leur habit, une plaque semblable à celle des grand-croix, brodée en argent, mais du diamètre de sept centimètres deux millimètres. Cette plaque est substituée au large ruban qu'ils portent actuellement, et ils continuent en outre de porter la simple croix en or à la boutonnière gauche.

Les grand-croix portent un large ruban moiré rouge, passant de l'épaule droite au côté gauche, et au bas duquel est attachée une grande étoile en or ; ils portent en même temps une plaque brodée en argent, du diamètre de dix centimètres quatre millimètres, attachée sur le côté gauche des habits et des manteaux, et au milieu de laquelle est l'effigie de Henri IV, avec l'exergue *Honneur et Patrie*.

Ils cessent, ainsi que les commandeurs, de porter la simple croix en or, lorsqu'ils sont décorés des marques distinctives de leurs grades : néanmoins cette croix leur est permise, lorsqu'ils ne les portent pas extérieurement.

13. Les membres de l'ordre royal de la Légion d'honneur portent toujours la décoration.

14. Les grand-croix, grands officiers, commandeurs, officiers et chevaliers, ne peuvent porter que les marques distinctives de leurs grades; le Roi *seul* porte chacune d'elles à sa volonté. Tous nos sujets membres de l'ordre royal de la Légion d'honneur sont toujours décorés selon leurs grades, quand ils paraissent devant nous et devant les princes de la famille royale et de notre sang; lorsque, dûment convoqués par les autorités, d'après les règlements sur les préséances, ils assistent, soit en notre présence, soit en notre absence, aux grandes audiences, aux grandes réceptions, aux cérémonies politiques, religieuses et civiles, aux revues, aux grandes parades, etc.

TITRE III

Admission et Avancement dans la Légion.

15. En temps de paix, pour être admis dans la Légion d'honneur, il faut avoir exercé pendant vingt-cinq ans des fonctions civiles et militaires avec la distinction requise.

16. Nul ne peut être admis dans la Légion qu'avec le premier grade de chevalier.

17. Pour être susceptible de monter à un grade supérieur, il est indispensable d'avoir passé dans le grade inférieur, savoir :

1° Pour le grade d'officier, quatre ans dans celui de chevalier;

2° Pour le grade de commandeur, deux ans dans celui d'officier;

3° Pour le grade de grand officier, trois ans dans celui de commandeur;

4º Enfin, pour le grade de grand-croix, cinq ans dans celui de grand officier.

18. Chaque campagne est comptée double aux militaires dans l'évaluation des années exigées par les articles 15 et 16 ; mais on ne peut jamais compter qu'une campagne par année, sauf les cas d'exception qui doivent être déterminés par une ordonnance spéciale.

19. En temps de guerre, les actions d'éclat et les blessures graves peuvent dispenser des conditions exigées par les articles 15 et 16 pour l'admission ou l'avancement dans l'ordre royal de la Légion d'honneur.

20. En temps de guerre, comme en temps de paix, les services extraordinaires rendus à nous et à l'Etat dans les fonctions civiles ou militaires, les sciences et les arts, peuvent également dispenser de ces conditions, mais sous la réserve expresse de ne franchir aucun grade.

21. Pour donner lieu aux dispenses mentionnées dans les articles précédents, les actions d'éclat, blessures et services extraordinaires doivent être dûment constatés ; savoir :

1º Dans les régiments de toutes armes, par un certificat signé de tous les officiers du corps présent à l'affaire, et visé par le chef du corps ou du détachement, par le chef d'état-major de la division et le chef d'état-major de l'armée ;

2º Pour les officiers de l'état-major général de l'artillerie et du génie, les inspecteurs-géographes, le corps des inspecteurs aux revues, celui des commissaires des guerres, les gardes de l'artillerie et du génie, et les employés des administrations militaires, par un certificat signé de cinq militaires du même corps que le sujet proposé, parmi lesquels devront se trouver nécessairement ceux qui sont revêtus, dans la Légion, du grade sollicité pour lui ; ce certificat sera signé, en outre, par le chef de l'état-major de la division, pour les officiers d'état-major ; par le chef de l'artillerie ou celui du génie, pour les militaires de ces deux armes ; par l'inspecteur en chef aux revues ou l'ordonnateur en chef, pour les personnes de leur administration, et visé par le chef de l'état-major général de l'armée ;

3° Pour les militaires de nos armées navales, par un certificat signé de cinq militaires du même équipage que le sujet proposé, parmi lesquels devront se trouver ceux de l'équipage revêtus, dans la Légion, du grade sollicité pour lui : ce certificat devra être visé par le commandant du bâtiment ou des ports, et par le commandant en chef de l'escadre, quand ce bâtiment n'aura pas été employé isolément ;

4° Pour tout individu non militaire, par un certificat signé de cinq personnes exerçant des fonctions analogues à celles du sujet proposé, et, autant que faire se pourra, revêtues, dans la Légion, du grade sollicité pour lui : ce certificat, visé par son supérieur immédiat, ou par le préfet du département, pour les personnes qui ne sont soumises à aucune hiérarchie, sera annexé au rapport spécial que nous fera pour cet objet le ministre compétent, et qui nous sera soumis par notre grand chancelier.

22. Outre les cas extraordinaires mentionnés aux présédents articles, il pourra y avoir une ou deux nominations et promotions par année, mais seulement aux époques fixées, ci-après, savoir :

Une au 1er janvier,

Et une au 15 juillet, jour de saint Henri, patron de notre auguste aïeul Henri IV.

23. La répartition des nominations et promotions dans la Légion d'honneur, entre les divers ministères, a lieu dans la proportion suivante ; savoir :

Un quarantième, au ministère de la maison du Roi ;

Deux quarantièmes, au ministère de la justice;

Un quarantième, au ministère des affaires étrangères;

Six quarantièmes, au ministère de l'intérieur;

Deux quarantièmes, au ministère des finances;

Vingt quarantièmes, au ministère de la guerre ;

Cinq quarantième, au ministère de la marine ;

Un demi-quarantième, au ministère de la police général

Deux quarantièmes et demi, à la grande chancellerie de Légion d'honneur.

24. Dans le mois qui précédera les deux époques indiquées dans l'article 22, notre grand chancelier, d'après l'avis de nos ministres, prendra nos ordres; et si nous jugeons convenable de faire des nominations et promotions, nous déterminerons le nombre des décorations pour chaque grade: notre grand chancelier en fera la répartition à nos ministres, conformément à l'article 23.

25. Sur l'avis que notre grand chancelier leur donnera, nos ministres lui adresseront la liste des personnes qu'ils jugeront avoir mérité cette distinction.

26. De la réunion de ces listes notre grand chancelier formera un corps d'ordonnance, qu'il soumettra à notre approbation.

27. Nos ministres, après chaque nomination ou promotion, expédient des lettres d'avis à toutes les personnes nommées dans leurs ministères. Ces lettres d'avis leur prescrivent de se pourvoir auprès de notre grand chancelier pour obtenir l'autorisation nécessaire de se faire recevoir, d'être décorées et l'expédition du brevet.

28. Toutes demandes de nomination et de promotion qui nous seront adressées ou soumises par quelque personne que ce soit, autre que nos ministres, seront renvoyées à notre grand chancelier, qui en fera le rapport, et nous présentera des projets d'ordonnances, s'il y a lieu.

29. A l'avenir, nul ne pourra porter la décoration du grade auquel il aura été nommé ou promu, qu'après sa réception.

TITRE IV.

Mode de réception des Membres de la Légion, et du Serment,

30. Les princes de la famille royal, de notre sang, et les grand-croix, prêtent serment entre nos mains, et reçoivent de nous les décorations.

31. En cas d'empêchement, nous désignons les princes de notre famille et de notre sang, ou notre grand chancelier, pour recevoir le serment et procéder aux réceptions des grand-croix. Dans l'un et l'autre cas, notre grand chancelier prend nos ordres.

32. Notre grand chancelier désigne, pour procéder aux réceptions des chevaliers, officiers, commandeurs, grands officiers et grand-croix, un membre de la Légion d'un grade au moins égal à celui du récipiendaire.

33. Les militaires de tous grades et de toutes armes de terre et de mer, les membres des administrations qui en dépendent, et les gardes nationales, sont reçus à la parade.

34. Les personnes appartenant au civil sont reçues en séance publique des cours royales ou tribunaux d'arrondissement, lorsqu'elles ne pourront pas l'être par notre grand chancelier, ou la personne qu'il aura déléguée.

35. Le récipiendaire des troupes de terre et de mer prête à genoux le serment ci-après : « Je jure d'être « fidèle au Roi, à l'honneur et à la patrie ; de révéler à « l'instant tout ce qui pourrait venir à ma connaissance « et qui serait contraire au service de Sa Majesté et au « bien de l'Etat ; de ne prendre aucun service et de ne « recevoir aucune pension ni traitement d'un prince

« étranger, sans le consentement exprès de Sa Majesté ;
« d'observer les lois, ordonnances et règlements, et géné-
« ralement de faire tout ce qui est du devoir d'un brave
« et loyal chevalier de la Légion d'honneur. »

36. L'officier chargé de la réception d'un militaire
après avoir reçu son serment, le frappe d'un coup de
plat d'épée sur chaque épaule, et, en lui remettant son
brevet ainsi que sa décoration, lui donne l'accolade en
notre nom.

37. Il est adressé au grand chancelier un procès-
verbal de chaque réception ; des réglements particuliers
déterminent les modèles de procès-verbaux et de réception.

38. A la guerre, les militaires de nos armées de terre
et de mer, et les personnes qui dépendent de ces deux
administrations, nommés ou promus, pourront être
autorisés par notre grand chancelier à porter le ruban
en attendant la réception.[1]

39. En temps de guerre, comme en temps de paix, il
ne pourra être porté cumulativement avec nos ordres
royaux aucun ordre étranger sans notre autorisation
expresse, transmise par notre grand chancelier.

TITRE V.

Des séries de numéros et des Brevets.

40. Les séries de numéros formées depuis la fondation de la Légion d'honneur jusqu'à ce jour sont sup-
primées.

41. Il sera commencé une seule et unique série de
numéros, à laquelle seront assujetties toutes les nominations faites depuis l'établissement de la Légion
d'honneur, et toutes celles que nous pourrons faire dans
la suite.

42. Toutes les lettres d'avis, diplômes ou brevets délivrés depuis l'établissement de la Légion d'honneur jusqu'à ce jour seront remplacés par de nouveaux brevets dont nous avons arrêté les modèles ; ils seront signés de notre main, et contre-signés par notre grand chancelier.

43. A la demande de notre grand chancelier, tous les membres de l'ordre sont tenus de lui envoyer les pièces mentionnées au précédent article ; et après s'être assuré de l'identité des titulaires, il leur expédiera la formule de serment conforme à l'article 35, qu'ils devront signer, savoir :

1º Les militaires de toutes armes et de tous grades, en activité dans l'armée de terre et de mer, en présence des conseils d'administration, qui certifieront les signatures et l'identité des titulaires ;

2º Les militaires et membres des administrations de terre et de mer, en demi-solde et en retraite, dans la même formule que pour les certificats de vie ou feuilles de revue ;

3º Les états-majors des gouvernements, des divisions militaires, des départements, des places et colonies, des armées de terre et de mer, et les membres des administrations qui en dépendent, devant les inspecteurs, ou sous-inspecteurs ou commissaires de la marine ;

4º Dans les ministères, directions et administrations, devant les chefs de division, dans les formes usitées pour les certificats et les légalisations ;

5º Enfin, pour le civil, et pour les Français dans l'étranger, les certificats seront donnés dans les formes usitées.

44. Tout individu qui n'obéira point aux dispositions de l'article qui précède, ou qui ne justifiera pas, par acte de notoriété, de l'impossibilité de représenter ses anciennes lettres, diplôme ou brevet, sera, après une

enquête faite à ce sujet, rayé des registres-matricules de l'ordre, et il en sera donné avis aux autorités du ressort de l'individu.

TITRE VI.

Droits et Prérogatives des Membres de l'Ordre, Fêtes et Cérémonies publiques.

45. Les grand-croix et les grands officiers de la Légion jouissent, dans nos palais et dans les grandes cérémonies, des mêmes droits, honneurs et prérogatives que les grand-croix de l'ordre de Saint-Louis.

46. Les grand-croix et les grands officiers prennent rang, dans les cérémonies publiques, avec les grand-croix de l'ordre de Saint-Louis, par ancienneté de nomination ; les commandeurs après eux ; et les officiers et chevaliers, avec les chevaliers de Saint-Louis, également par ancienneté de nomination.

47. La fête de l'ordre est fixée aux 15 juillet, jour de saint Henri, fête de notre auguste aïeul.

48. Les grand-croix, les grands officiers, les commandeurs, officiers et chevaliers qui sont convoqués et assistent aux cérémonies publiques, religieuses ou civiles, y occupent, concurremment avec les mêmes grades de l'ordre de Saint-Louis, des places particulières qui leur sont assignées par les autorités constituées, conformément au règlement sur les préséances.

49. Pour les honneurs funèbres et militaires, les grand-croix et les grands officiers de la Légion d'honneur sont traités comme les lieutenants généraux employés, lorsqu'ils n'ont point un grade militaire supérieur ; les commandeurs comme les colonels, les officiers comme les capitaines, les chevaliers comme les lieutenants.

50. Des grand-croix et des grands officiers de la Légion

assistent aux grandes cérémonies publiques, civiles ou religieuses et funèbres. Le grand maître des cérémonies de France prend chaque fois nos ordres à cet égard, et les transmet au grand chancelier, lequel convoque parmi les grand-croix et les grands officiers les personnes que nous avons désignées.

51. On porte les armes aux grands officiers, commandeurs, officiers et chevaliers ; on les présente aux grand-croix.

52. Le grand chancelier nous propose, pour les légionnaires sous-officiers et soldats retirés de l'armée active, des gratifications annuelles, dont le montant est déterminé d'après l'âge du légionnaire, ses blessures, ses infirmités, son revenu personnel, l'état de sa famille, et la population du lieu de sa résidence.

TITRE VII.

Discipline des membres de l'Ordre.

53. La qualité de membre de la Légion d'honneur se perd par les mêmes causes que celles qui font perdre la qualité de citoyen français.

54. L'exercice des droits et des prérogatives des membres de la Légion d'honneur est suspendu par les mêmes causes que celles qui suspendent les droits de citoyen français.

55. Les ministres secrétaires d'état de la justice, de la guerre et de la marine transmettent au grand chancelier des copies de tous les jugements en matière criminelle, correctionnelle et de police, relatifs à des membres de la Légion.

56. Toutes les fois qu'il y aura un recours en cassation contre un jugement rendu en matière criminelle, correctionnelle et de police, relatif à un légionnaire, le procureur général du Roi auprès de la cour de cassa-

tion en rend compte sans délai au ministre secrétaire d'état de la justice, qui en donne avis au grand chancelier de la Légion d'honneur.

57. Les procureurs généraux du Roi auprès des cours royales, et les rapporteurs auprès des conseils de guerre, ne peuvent faire exécuter aucune peine infamante contre un membre de la Légion qu'il n'ait été dégradé.

58. Pour cette dégradation, le président de la cour royale, sur le réquisitoire de l'avocat général, ou le président du conseil de guerre, sur le réquisitoire du rapporteur, prononce, immédiatement après la lecture du jugement, la formule suivante : *Vous avez manqué à l'honneur ; je déclare au nom de la Légion que vous avez cessé d'en être membre.*

59. Les chefs militaires de terre et de mer, et les commandants des corps et des bâtiments de l'État, rendent aux ministres secrétaires d'État de la guerre et de la marine un compte particulier de toutes les peines de discipline qui ont été infligées à des légionnaires sous leurs ordres. Ces ministres transmettent des copies de ce compte au grand chancelier.

60. La cassation d'un chevalier de la Légion, sous-officier en activité, et le renvoi d'un soldat ou d'un marin chevalier de la Légion, ne peuvent avoir lieu que d'après l'autorisation des ministres secrétaires d'État de la guerre ou de la marine ; ces ministres ne peuvent donner cette autorisation qu'après en avoir informé le grand chancelier, qui prendra nos ordres.

61. Le Roi peut suspendre en tout ou en partie l'exercice des droits et prérogatives attachés à la qualité de membre de la Légion d'honneur, et même exclure de la Légion, lorsque la nature du délit et la gravité de la peine prononcée correctionnellement paraissent rendre cette mesure nécessaire.

62. Un règlement particulier détermine les peines à

infliger pour les actions qui ne peuvent être l'objet d'aucune poursuite de la part des tribunaux ou des conseils de guerre, et qui cependant attentent à l'honneur d'un membre de la Légion.

TITRE VIII

Administration de l'Ordre.

63. L'administration de l'ordre est confiée à un grand chancelier, qui travaille directement avec nous. Il entre au Conseil de nos ministres, toutes les fois que nous jugeons convenable de l'y appeler pour discuter les intérêts de l'ordre.

64. Le grand chancelier sera toujours choisi parmi les grands officiers de la Légion.

65. Un secrétaire général nommé par nous est attaché à la grande chancellerie : il a la signature en cas d'absence ou de maladie du grand chancelier, et le représente.

66. Le grand chancelier est dépositaire du sceau de l'ordre.

67. Tous les ordres étrangers sont dans les attributions du grand chancelier de l'ordre royal de la Légion d'honneur.

68. Nos ordonnances relatives à cet ordre sont contre-signées par le président du Conseil de nos ministres, et visées par notre grand chancelier pour leur exécution.

69. Notre grand chancelier nous présente :

1º Les rapports, projets d'ordonnance, règlements et décisions concernant l'ordre de la Légion et les ordres étrangers ;

2º Les candidats désignés par nos ministres, par d'autres personnes ou par lui, pour les nominations et promotions ;

3° Présente les diplômes ou brevets à notre signature ;

4° Prend nos ordres à l'égard des ordres étrangers conférés à nos sujets, qui l'en informent ;

5° Transmet les autorisations de les accepter et de les porter ;

6° Soumet à notre approbation le travail relatif aux gratifications extraordinaires des chevaliers de l'ordre, ainsi qu'à l'admission et la révocation des élèves pensionnaires et gratuites dans les maisons royales de Saint-Denis et des orphelines de nos ordres royaux ;

7° Dirige et surveille toutes les parties de l'administration de l'ordre et ses établissements, la perception des revenus, les paiements et dépenses ;

8° Nous présente annuellement les projets de budget, préside les assemblées de canaux, etc.

70. Notre cour des comptes sera chargée de l'apurement et règlement des comptes des dépenses annuelles relatives à la Légion d'honneur.

71. Toutes les dispositions antérieures, contraires à celles de la présente ordonnance, sont abrogées.

72. Nos ministres, et notre grand chancelier de l'ordre royal de la Légion d'honneur, sont chargés, chacun en ce qui le concerne, de l'exécution de la présente ordonnance.

Donné au château des Tuileries, le 26 mars de l'an de grâce 1816, et de notre règne le vingt-unième.

Signé : Louis.

Par le Roi :

Le Ministre des affaires étrangères, Président du Conseil,

Signé : Richelieu.

(N° 564.) Les Français décorés d'ordres étrangers en informeront le grand chancelier de la Légion d'honneur, qui prendra les ordres du Roi pour les autorisations qu'ils n'auraient pas encore obtenues de Sa Majesté. (*Paris, 2 mars 1816.*)

(N° 565.) ORDONNANCE DU ROI *portant Organisation défini-tive de la Maison royale de Saint-Denis.*

Au château des Tuileries, le 9 mars 1816.

LOUIS, par la grâce de Dieu, ROI DE FRANCE ET DE NAVARRE, à tous ceux qui ces présentes verront, SALUT.

Nous étant fait représenter les divers décrets, statut et ordonnance relatifs aux maisons royales d'Écouen et de Saint-Denis, notamment le statut du 29 mars 1809, et notre ordonnance du 19 juillet 1814, qui a réuni la maison d'Ecouen à celle de Saint-Denis ;

Voulant donner à la maison de Saint-Denis une organisation définitive, et procurer indistinctement à tous les membres de nos ordres royaux qui ont rendu des services à l'État, les moyens de faire élever leurs filles dans des sentiments d'attachement à notre personne ;

Sur le rapport de notre cousin le maréchal *Macdonald,* duc *de Tarente,* pair de France, grand chancelier de la Légion d'honneur,

NOUS AVONS ORDONNÉ et ORDONNONS ce qui suit :

TITRE Ier

Du Nombre des Élèves et des Conditions de leur admission.

ART. 1er. — Le nombre des élèves est fixé à cinq cents.

Sur ce nombre, quatre cents places seront gratuites, et les cent autres seront aux frais des familles.

2. Le prix de la pension d'une élève gratuite, à la charge de la Légion d'honneur, est fixé à huit cents francs.

Le prix de la pension d'une élève, aux frais des familles, est porté à mille francs.

3. Les places gratuites seront accordées aux filles des membres de nos ordres royaux qui se trouveront hors d'état de pourvoir à leur éducation.

4. Les places d'élèves pensionnaires seront données aux filles, sœurs, nièces ou cousines des membres de nos ordres royaux ayant de la fortune.

5. Les élèves seront nommées par nous, sur la présentation de notre grand chancelier de la Légion d'honneur.

6. Toute demoiselle, pour être admise dans la maison devra :

1º Être âgée de six à douze ans au plus ;

2º Avoir eu la petite vérole, ou avoir été inoculée ou vaccinée ;

3º Produire un certificat de médecin constatant qu'elle n'est point affectée de maladies chroniques ou contagieuses ;

4º Remettre, pour les demandes de places gratuites, un acte de notoriété portant que la demoiselle appartient à des parents qui sont dans l'impossibilité de subvenir à son éducation.

7. A leur entrée dans la maison, l'élève gratuite et l'élève pensionnaire paieront la somme de quatre cents francs, représentant la valeur du trousseau qui leur sera fourni.

8. La pension de l'élève pensionnaire, fixée à mille francs, se paiera par trimestre et d'avance.

9. Les parents de l'élève gratuite et pensionnaire indiqueront une personne ayant domicile à Paris, qui s'engagera à recevoir l'élève à sa sortie de la maison : cette personne s'engagera également, pour l'élève pensionnaire, à payer la pension annuelle de mille francs.

10. La sortie d'une élève est fixée à l'âge de dix-huit

ans ; néanmoins les parents pourront la retirer avant cet
âge, si son éducation est terminée, ou si d'autres raisons
l'exigent.

TITRE II.

De l'Éducation et de l'Instruction des Élèves.

11. La religion sera la base de l'enseignement.

12. Les élèves entendront la messe tous les jours.

Il y aura, tous les dimanches et fêtes, une grand'-
messe, un catéchisme et une instruction à la portée des
élèves.

Les vêpres seront chantées par les élèves, tous les
dimanches et fêtes.

13. Les Élèves recevront des leçons de lecture, d'é-
criture, de calcul, de grammaire, d'histoire, de géo-
graphie, de dessin, de musique et de botanique usuelle.

14. Elles recevront également les leçons de danse qui
pourront être nécessaires à leur santé et à leur main-
tien.

15. Les élèves feront leurs robes, leur linge et celui
de la maison.

16. On enseignera aux élèves tout ce qui peut être nécessaire à une mère de famille pour la conduite de
l'intérieur de sa maison, la préparation du pain et des
autres aliments, ainsi que pour les travaux de buan-
derie.

TITRE III.

Des Dames de la Maison et de leur Organisation.

17. La maison sera régie par une surintendante, qui
sera nommée par nous sur la présentation de notre
grand chancelier de la Légion d'honneur, et qui pourra
être prise en dehors de la maison.

18. La surintendante prêtera, entre les mains de notre grand chancelier, le serment suivant :

« Je jure devant Dieu d'être fidèle au Roi, de remplir les obligations qui me sont prescrites, et de ne me servir de l'autorité qui m'est confiée que pour former des élèves attachées la religion, à Sa Majesté et à leurs parents ; d'être pour chaque élève une seconde mère, et de les préparer, par l'exemple de bonnes mœurs et du travail, aux devoirs d'épouses vertueuses et de bonnes mères de famille qu'elles seront un jour appelées à remplir. »

19. Il y aura sept dignitaires, dix dames de première classe, trente dames de seconde classe, et vingt novices.

20. Les dignitaires se composeront.

1o D'une inspectrice, qui aura autorité dans la maison après la surintendante ;

2o D'une directrice des études ;

3o D'une trésorière ;

4o D'une économe ;

5o D'une dépositaire de la lingerie ;

6o D'une dépositaire de la roberie ;

7o D'une dépositaire des comestibles, etc.

21. Les dames de première et de seconde classe, ainsi que les novices, rempliront les fonctions de surveillantes, institutrices, maîtresses, tourières, infirmières et pharmaciennes.

22. Les dignitaires, les dames de première et de seconde classe, ainsi que les novices, seront prises parmi les élèves sortant de la maison.

Il n'y aura d'exception que pour les dames comprises dans l'organisation actuelle, et que l'on maintiendra

23. On prendra les novices parmi les élèves qu auront atteint l'âge de dix-huit ans, sous le consente ment des parents. A cet effet, les dignitaires, réunies

en conseil, présenteront trois élèves pour chaque place de novice ; la surintendante transmettra cette présentation, avec son opinion personnelle sur les candidats, à notre grand chancelier, qui nommera. Les élèves nommées feront un noviciat de deux ans, avant de pouvoir parvenir au rang de dame de seconde classe.

24. On choisira les dames de seconde classe parmi les novices qui réuniront les qualités requises, sous le consentement des parents. A cet effet, les dignitaires, réunies en conseil, présenteront trois novices pour chaque place vacante ; la surintendante transmettra cette présentation, avec son opinion personnelle sur les candidats, à notre grand chancelier, qui nommera.

25. Les dames de première classe seront choisies parmi les dames de seconde classe. A cet effet, les dignitaires, réunies en conseil, présenteront trois dames de seconde classe pour chaque place vacante ; la surintendante transmettra cette présentation, avec son opinion personnelle sur les candidats, à notre grand chancelier, qui nommera.

26. Les dignitaires seront prises parmi les dames de première classe. A cet effet, le conseil présentera trois dames de première classe pour chaque place vacante ; la surintendante transmettra cette présentation, avec son opinion personnelle sur les candidats, à notre grand chancelier, qui nommera sous notre approbation.

27. Les novices qui deviendront dames de seconde classe, contracteront l'obligation de remplir les devoirs de cette classe pendant cinq années consécutives, et pourront renouveler de semblables engagements ;

Les dames de seconde classe qui passeront au grade de dames de première classe contracteront l'obligation d'un service de six années en cette nouvelle qualité ; elle pourront ainsi renouveler de pareils engagements.

Enfin les dames de première classe qui deviendront

dignitaires, contracteront l'engagement de rester leur vie entière dans la maison :

Nous réservant le droit de dispenser les dames de seconde et de première classe, ainsi que les dignitaires, de l'obligation qui leur est imposée par le présent article.

28. Les dignitaires, les dames de première et de seconde classe, seront présentées par la surintendante à notre grand chancelier de la Légion, entre les mains duquel elles prêteront le serment suivant :

« Je jure devant Dieu d'être fidèle au Roi, de remplir les obligations qui me sont prescrites, de concourir de tous mes moyens à former des élèves attachées à la religion, à Sa Majesté et à leurs parents, et d'obéir à madame la surintendante en tout ce qu'elle me commandera pour le service de Sa Majesté et le bien de la maison. »

29. La surintendante assignera aux dames de première et de seconde classe, ainsi qu'aux novices, les fonctions qu'elles devront exercer.

30. La surintendante, les dignitaires, les dames de première et de seconde classe, ainsi que les novices assisteront à tous les offices divins, et rempliront dans la maison, en présence des élèves, tous les devoirs de la religion.

TITRE IV.

Du Régime intérieur, de la Police et de la Discipline.

31. La surintendante, les dignitaires, les dames de première et de seconde classe, ainsi que les novices, auront tout un costume uniforme, qui sera fourni aux frais de la maison.

Elles porteront une distinction honorifique.

32. Les dignitaires, les dames de première et de se-

conde classe, ainsi que les novices, mangeront à la même table que les élèves.

La surintendante seule pourra avoir une table particulière.

33. Lorsque les dignitaires, dames de première et de seconde classe, ainsi que les novices, tomberont malades, elles seront soignées dans l'infirmerie de la maison.

34. La clôture sera de rigueur pour les dignitaires, ainsi que pour les dames de première, de seconde classe et novices, à moins que des causes majeures n'exigent leur absence momentanée de la maison ; et, à cet effet, il faudra une autorisation expresse de notre grand chancelier, qui sera provoquée par la surintendante, avec son avis motivé.

35. Aucune élève ne pourra sortir de la maison, même pour le temps le plus court, à moins qu'il n'y ait des raisons de santé ou d'affaires de famille très pressantes : dans l'un et dans l'autre de ces cas, la sortie devra être autorisée par notre grand chancelier, sur la demande motivée de la surintendante.

36. — La surintendante ne pourra recevoir de visites qu'au parloir.

Il y aura aussi un parloir pour les dignitaires et les dames de première, de seconde classe, et novices.

37. Les élèves auront un parloir particulier.

Les élèves auxquelles la surintendante permettra de se rendre au parloir, y seront accompagnées par une dame surveillante.

38. Les élèves pourront, avec la permission de la surintendante, être conduites dans les parties extérieures du parloir, lorsque leur père ou leur mère viendra les voir.

Cette dernière permission ne leur sera jamais accordée, lorsque les élèves recevront des visites de leurs autres parents.

39. Si une élève est atteinte, pendant son séjour dans la maison, de maladies contagieuses ou incurables, elle sera rendue à sa famille.

40. Lorsqu'une élève aura commis des fautes graves, notre grand chancelier ordonnera sa sortie définitive de la maison.

41. Lorsqu'une dame de première, de seconde classe, et novice, aura manqué essentiellement à ses devoirs ou à la subordination, la surintendante assemblera les dignitaires en conseil, fera comparaître devant elle la délinquante, l'entendra dans ses moyens de défense, et transmettra la délibération du conseil à notre grand chancelier, qui prononcera, s'il y a lieu, le renvoi de la dame ou novice.

42. Si c'est une dignitaire, la surintendante en rendra compte à notre grand chancelier, qui statuera sous notre approbation.

43. Si la conduite de la surintendante est blâmable, notre grand chancelier, après avoir fait une enquête à son égard, prendra nos ordres.

44. Aucun homme ne pourra entrer dans l'intérieur de la maison : auront seuls ce droit les princes de notre sang, notre grand aumônier, l'archevêque de Paris, notre grand chancelier de la Légion d'honneur, et le secrétaire général de la grande chancellerie, qui, en cas d'absence ou de maladie du grand chancelier, le représente et a la signature.

TITRE V.

De la Chapelle de la Maison.

45. La chapelle de la maison est placée sous la juridiction de notre grand aumônier.

46. Les aumôniers et chapelains seront nommés par

notre grand aumônier et agréés par notre grand chancelier.

TITRE VI.

Du Conseil d'administration, des Traitements et Dépenses.

47. Les dignitaires, présidées par la surintendante, composeront le conseil d'administration ; la voix de la surintendante comptera pour deux en cas de partage.

48. Le traitement de la surintendante sera de six mille francs ; celui d'une dignitaire, de quinze cents francs ; celui d'une dame de première classe, de mille francs, et celui d'une dame de seconde classe, de cinq cents francs.

49. Il sera alloué à la maison des fonds pour le service de la chapelle, le service de santé et l'entretien des bâtiments.

50. Les sommes relatives aux traitements, au service de la chapelle, au service de santé, à l'entretien des bâtiments et aux pensions des élèves gratuites, seront versées par douzième, par la grande chancellerie de la Légion d'honneur, dans la caisse de la maison.

51. Le nombre des élèves gratuites sera constaté, tous les ans, par des revues établies par la surintendante de la maison, et visées par notre grand chancelier.

52. Sur le montant des pensions à huit cents francs et à mille francs, seront prélevées toutes les dépenses de nourriture, d'habillement des dames et des élèves, d'instruction, d'entretien du mobilier et de la lingerie , les salaires des femmes à gages, etc.

53. Dans le courant du dernier trimestre de chaque année, la surintendante, après avoir convoqué le conseil d'administration et pris son avis, soumettra à notre grand chancelier des états de répartition de sommes entre les

différentes dépenses ; ces états devront être approuvés par lui.

54. Les comptes des recettes et dépenses seront arrêtés, chaque mois, en conseil d'administration, et adressés à notre grand chancelier pour être par lui examinés.

55. La dame de seconde classe qui aura passé dix années dans la maison en sus du noviciat, jouira d'une pension de retraite de deux cent cinquante francs ; après quinze ans, cette pension sera de trois cent soixante-quinze francs ; et ainsi progressivement de cinq ans en cinq ans, de manière cependant que le *maximum* n'excède jamais huit cents francs.

56. La dame de première classe qui aura passé douze années en cette qualité dans la maison, aura une pension de retraite de quatre cents francs, en sus de celle à laquelle elle aura eu droit pour le nombre d'années pendant lesquelles elle aurait rempli les fonctions de dame de seconde classe.

Après dix-huit années, cette pension sera de six cents francs ; et ainsi progressivement de six ans en six ans, avec la faculté de cumuler accordée par le paragraphe ci-dessus, de manière cependant que le *maximum* n'excède jamais douze cents francs.

TITRE VII.

Dispositions générales.

57. Notre grand chancelier de la Légion d'honneur inspectera la maison, fera tenir le conseil d'administration en sa présence, lorsqu'il le jugera convenable : il entrera dans les détails, recevra les plaintes, reconnaitra les abus, et nous en rendra compte, s'il y a lieu.

58. Les divers détails relatifs au costume des dames et des élèves, à la forme de la distinction honorifique, à l'instruction et à chaque service, seront déterminés par

des règlement particuliers, rédigés en conseil d'administration, et approuvés par notre grand chancelier.

59. Notre grand aumônier et notre grand chancelier de la Légion d'honneur sont chargés, chacun en ce qui le concerne, de l'exécution de la présente ordonnance.

Donné au château des Tuileries, le 9 mars 1816.

Signé : LOUIS.

Par le Roi :

Le Ministre Secrétaire d'Etat au département des Affaires étrangères, Président du Conseil des Ministres,

Signé : RICHELIEU.

(N° 566.) ORDONNANCE DU ROI *qui nomme Mme la Comtesse* du Quengo *Surintendante de la Maison royale de Saint-Denis.*

Au château des Tuileries. le 3 mars 1816.

LOUIS, par la grâce de Dieu, ROI DE FRANCE ET DE NAVARRE, à tous ceux qui ces présentes verront, SALUT.

Sur le rapport de notre cousin le Maréchal *Macdonald,* duc *de Tarente,* pair de France, grand chancelier de la Légion d'honneur.

NOUS AVONS ORDONNÉ ET ORDONNONS ce qui suit :

ART. 1er. — Mme la comtesse *du Quengo* est nommée surintendante de la maison royale de Saint-Denis.

2. Notre grand chancelier de la Légion d'honneur est chargé de l'exécution de la présente ordonnance.

Donné au château des Tuileries, le 3 mars 1816.

Signé : LOUIS.

Par le Roi :

Le Ministre Secrétaire d'Etat au département des Affaires étrangères, Président du Conseil des Ministres,

Signé : RICHELIEU.

(N° 567.) *Paris, le 26 mars 1816.*

LE ROI a approuvé les nominations faites par le grand chancelier de l'ordre royal de la Légion d'honneur, des dames dignitaires de la maison royale de Saint-Denis, ci-après dénommées, savoir :

Mᵐᵉ la comtesse *de Brilhac,*
Mᵐᵉ . . . .
Mᵐᵉ *de Soucy,*
Mᵐᵉ *Laporte ;*
Mᵐᵉ *Charreton ;*
Mᵐᵉ *Dalvymare ;*
Mᵐᵉ *Bernardin de Saint-Pierre ;*

(N° 568.) Par ORDONNANCE DU ROI, du 28 juillet 1815, toutes les nominations faites dans la Légion d'honneur par l'usurpateur et la commission dite *de gouvernement,* depuis le 27 février 1815 jusqu'au 7 juillet suivant, sont annulées.

« *Le Moniteur universel* » *du samedi 24 mars 1838.*

CHAMBRE DES DÉPUTÉS

PRÉSIDENCE DE M. DUPIN AÎNÉ.

Séance du vendredi 23 mars.

La séance est ouverte à deux heures.

M. LE PRÉSIDENT. — L'ordre du jour est la discussion de la proposition de M. de Vatry, portant demande d'une pension pour la veuve du général Daumesnil. La parole est à M. le Ministre de la guerre.

M. LE GÉNÉRAL BERNARD (1), *ministre de la Guerre.* — Messieurs, de hauts faits militaires, un grand courage. moral ont à jamais acquis au général Daumesnil des titres à la reconnaissance nationale. Ces titres, Messieurs, le temps ne saurait les altérer ; ils sont inscrits dans nos annales militaires Pendant sa longue et belle carrière, aux jours de gloire comme aux jours de détresse, le brave Daumesnil s'est constamment montré l'un des plus nobles défenseurs du pays. Son nom sera toujours cité avec orgueil.

N'en doutez pas, Messieurs, le nom de Daumesnil enfantera dans des jours difficiles bien des actes de généreux dévouement. Le Gouvernement n'a jamais cessé de partager les sentiments nationaux qui ont placé Daumesnil parmi ceux qui ont rendu de grands services au pays.

Le gouvernement s'associe pleinement au vœu exprimé par l'honorable auteur de la proposition qui dans ce moment est soumise à votre délibération. (Très bien ! Très bien ! Aux voix ! Aux voix !)

M. LE PRÉSIDENT. — Je lis l'article unique :

« Une pension annuelle et viagère de trois mille francs est accordée, à titre de récompense nationale, à la dame Garat (Anne-Fortunée-Léonie), veuve du lieutenant-général baron Daumesnil, commandant supérieur de Vincennes en 1814 et 1815.

« Cette pension, dans laquelle sera confondue celle de mille cinq cents francs dont jouit Mme veuve Daumesnil, aux termes de la loi du 11 avril 1831, sera inscrite au grand-livre de la dette publique, avec jouissance du 1er janvier 1838.

« En cas de prédécès de Mme veuve Daumesnil, cette pension sera reversible, par portions égales, sur la tête de ses trois enfants, mais jusqu'à leur majorité seule-

(1) Lieutenant-général baron Bernard, pair de France.

ment, en conformité de ladite loi du 11 avril 1831. » *Aux voix ! aux voix !*

(L'article est mis aux voix et adopté sans que personne se lève à la contre-épreuve.)

La chambre procède au scrutin, qui donne pour résultat :

Nombre des votants.	274
Majorité absolue.	138
Pour.	206
Contre	68

(La chambre a adopté.)

. . . .
. . . .
. . . .

————

« *Le Moniteur universel* » *du 30 mars* 1838.

CHAMBRE DES PAIRS

PRÉSIDENCE DE M. LE DUC DE BROGLIE, VICE-PRÉSIDENT.

Séance du 29 mars.

M. LE GÉNÉRAL BERNARD, *ministre de la guerre.* — Messieurs, on va vous proposer de voter une pension en faveur de la veuve et des enfants du général Daumesnil. La belle et longue carrière militaire du général vous est connue : ce nom de Daumesnil est devenu, non seulement célèbre, mais encore populaire ; il se trouve inscrit dans les plus belles pages de notre histoire militaire. Le gouvernement s'associe pleinement à la résolution soumise en ce moment à votre délibération.

On procède au scrutin : En voici le résultat :

Nombre des votants. 109
Boules blanches pour. 97
Boules noires contre. 12

(La chambre a adopté.)

Vincennes, le... 1831.

Lettre adressée à la comtesse de Guernon-Ranville, femme
de l'ex-ministre de Charles X.

MADAME,

Je dois vous paraître bien coupable de ne vous avoir
pas encore remerciée de vos touchantes félicitations ;
je peux l'être, en effet, mais pourtant je viens vous dire
que mon cœur n'était pas mon complice, et pour lui, au
moins, je sollicite l'indulgence du vôtre.

Je sais que je pourrais trouver des excuses dans ma
santé toujours très mauvaise, mais vous aussi, Madame,
étiez souffrante, et avez pris la peine de m'écrire ! Ah!
croyez bien que si j'avais un jour un compliment à vous
faire, vous me trouveriez aussi empressée.

J'ai vu hier la reine pour la première fois : elle est
venue visiter Vincennes. M'ayant fait quelques questions
relatives à de tristes localités, j'ai saisi tout naturellement l'occasion de lui parler de vous, Madame, et j'ai
trouvé son cœur ouvert à tous les sentiments du plus vif
intérêt et de la plus touchante bienveillance. Je me suis
aussitôt promis de vous rapporter ce dont j'avais été
l'heureux témoin, afin que dès que vous en jugeriez le
moment favorable, vous usiez de ma petite confidence
et vous sachiez trouver en moi quelqu'un qui, quoi que

bien nouvelle en cour, ne vous y sera pas moins une amie dévouée. — Ce projet m'ayant rassurée contre la crainte de m'être vue ingrate, je n'ai plus qu'à vous renouveler, Madame, l'expression des sentiments vrais que je vous ai voués.

Baronne DAUMESNIL.

---

28 juillet 1814, jour de Sainte-Anne.

A la R. Mère des Anges, supérieure de la Congrégation de la Mère de Dieu.

MADAME,

Bénie soit ma sainte patronne qui me vaut aujourd'hui l'aimable petit mot d'une autre sainte que j'aime et révère comme sa digne représentante ! Comment n'aurais-je pas tout à espérer dans cette vie et dans l'autre, Madame, désormais que de si bons appuis, de si bons exemples, me sont offerts, et que de si doux regards sont abaissés sur moi !

Daignez recevoir, Madame, avec l'expression de mes tendres sentiments, celle de mon pieux respect.

Baronne DAUMESNIL.

Alger, le 14 décembre 1850.

A la vicomtesse Vallin (1).

J'espère, ma chère Saubade, que selon le désir que j'en ai témoigné à Marie, la grande nouvelle de mon débarquement aura bien vite circulé entre toi et les tiens.

(1) Sœur de la baronne Daumesnil.

Tu sais donc aujourd'hui, ma bonne sœur, que Dieu a béni ce qu'appelaient mon courage, tous ceux qui comme nous n'étaient pas mères !

Tu sais que ma traversée a été excellente, miraculeuse même pour la saison, par un temps admirable, avec des passagers charmants et aux petits soins pour moi ; que pour chasser le mal de mer je jouais du piano ou me faisais dire de jolis vers par un aimable conteur, etc., etc.

Mais qu'est-ce que tout cela encore, chère amie, auprès de la joie qui m'attendait au port, auprès du bonheur de serrer ma chère enfant dans mes bras ? Ton cœur maternel te dira tout cela mieux que je ne saurais le faire...

Cependant, un peu de tristesse est bientôt venue se mêler à tant de ravissement : dès que mes larmes d'émotion m'ont permis de mieux voir ma pauvre Louise (1), je l'ai trouvée très maigrie de visage malgré sa taille rondelette, et mon gendre m'a paru très changé, venant d'être très souffrant. Il est impossible cependant de mener une vie plus régulière. Je vois déjà avec plaisir qu'il est excessivement aimé et estimé ici, où il a de vrais et bons amis. Quant à Louise, elle est d'une activité, d'une entente, qui jointes à son esprit charmant, à sa bonté, à sa distinction, en font une femme accomplie. Malheureusement, je crains que ce climat d'Afrique ne soit beaucoup plus charmant pour le voyageur qui admire et qui passe, que pour celui qui en fait sa résidence.

L'appartement de M. Morizot donne effet sur la plus belle rue d'Alger, et la multiplicité des gens qui y circulent la rend très animée. Les maisons mauresques sont charmantes : les galeries qui y sont pratiquées

(1) Mariée à M. Jules Morizot.

à l'intérieur, lesquelles dominent presque toutes un bassin et jet d'eau, souvent entourées de fleurs, y répandent une fraîcheur délicieuse et donnent un air de fête journalier à l'habitation. Malheureusement pour arriver à ces habitations, il faut grimper de petites rues à pic, ou plus souvent encore des impasses infectes, interminables et à petits pavés pointus.

Cependant, en haut de l'ascension, se trouve la récompense, car de partout alors on domine la ville, la mer, et, je le répète, ces habitations sont ravissantes pour qui a le temps, le courage et la force d'aller les chercher...

Ces gens de toutes les nations dont je te parlais tout à l'heure et dont le bariolage remplit les rues d'Alger, sont des Juifs, des Arabes bédouins, nègres, Kabyles, etc., la plupart fort misérables ou du moins en portent la livrée, ils sont rarement chaussés.

Les Maures, cependant, sont généralement fort beaux hommes, richement habillés et turbannés.

Les femmes, drapées de la tête aux pieds dans des étoffes de laine ou de mousseline blanche, ne laissant passer juste que leurs yeux, ont l'air de vraies mascarades.

Je m'arrête, chère Saubade, car je crains de te fatiguer. A un autre jour d'autres descriptions, etc., etc.

Baronne D.

———————

Le lundi.,. 1852.

A Madame Morizot, née Daumesnil.

Comme je te l'avais annoncé, ma bonne fille, je suis allée hier à la cathédrale recevoir la princesse Mathilde à laquelle on a fait les plus grands honneurs, et qui a été on ne peut plus gracieuse pour moi...

Il n'y avait que trois places sur l'estrade où était placée la princesse, elle y occupait celle du milieu, bien entendu, et ta mère avec Mme D.., occupaient celles de chaque côté. J'en étais sinon fière, mais heureuse pour toi, chère enfant, en pensant à ce qui pouvait advenir un jour de ce beau point de départ.

Pour commencer, la princesse qui, pressée par l'heure de son déjeuner, n'avait pu accepter l'offre que je lui avais faite de passer par notre maison, m'a fort obligeamment engagée à venir prendre jour mercredi prochain en dînant avec elle.

Mme Goût, qui m'accompagnait seule (les autres dignitaires étant retenues par nos propres offices), a été également engagée ainsi que l'inspectrice Je te donnerai des nouvelles de cette soirée intéressante où j'ébaucherai légèrement, si je puis, le tableau de ma famille, mais sans rien dire autre chose pour la première fois, ou il faudrait que l'on me mette bien sur la voie. Du reste, qui peut dire d'avance comment peut jamais tourner la conservation quand on n'en tient pas le dé soi-même.

Voici une élève nouvelle, je ne puis que vous embrasser comme je vous aime, mes bien-aimées petites-filles

---

7 juin 1853.

Au Révérend Père Lefebvre de la Société de Jésus, qui avait prêché la retraite de 1re communion à Saint-Denis.

MON RÉVÉREND PÈRE,

C'est vous qui nous avez comblées de grâces et de bénédictions, et c'est vous qui nous remerciant, pour ainsi dire, du bien que vous nous avez fait, venez de nouveau nous combler encore ! Que de motifs de reconnaissance pour nos cœurs ! Mesdames l'Inspectrice, la

Directrice des études, et Mme Soyeux m'ont priée d'être leur interprète près de vous, mon Révérend Père ; mais trouverai-je jamais pour moi-même des expressions dignes de vos bontés ? Je ne vois qu'un moyen d'y répondre, c'est de m'efforcer de suivre avec mon troupeau la voie du ciel, que vous nous avez si bien indiquée, et que vos saints exemples semblent nous avoir rendue si facile.

Veuillez agréer, mon Révérend Père, avec l'expression de notre vive et affectueuse reconnaissance, celle **de ma haute** considération.

Baronne DAUMESNIL, surintendante.

Saint-Denis, le 18 juillet 1859.

Au Révérend Père Hubin de la Compagnie de Jésus.

MON RÉVÉREND PÈRE,

Si mon remerciement le plus empressé n'a pas immédiatement suivi la réception de votre précieux envoi, c'est que j'ai voulu lire jusqu'à la dernière, ces pages d'un intérêt si pratique et d'une si persuasive éloquence.

J'y ai retrouvé, et les chères enfants qui composent ma grande famille y retrouveront avec moi, l'éclat de cette parole dont le doux et fécond souvenir est resté ici dans tous les cœurs ; toutes, nous serons heureuses d'apprendre de vous, mon Révérend Père, ce qui rend une vie utile, après avoir recueilli de votre bouche les conseils qui font la vie sainte. C'est une dette nouvelle **ajoutée à l'ancienne, et que je souhaiterais vivement**

de voir s'accroître encore, s'il nous était donné, comme
je l'espère, de vous entendre bientôt de nouveau !

Agréez, je vous prie, mon Révérend Père, avec l'expression de toute ma reconnaissance, celle de ma res-
pectueuse considération.

Baronne Daumesnil, surintendante.

A Madame Louise Morizot, née Daumesnil.

J'étais si pressée l'autre jour en t'écrivant, ma bien
chère Louise, que je n'ai pas pris le temps de te dire
combien j'admirais la bonté de ton cœur, il ne me
semble pas possible que Dieu ne t'en récompense pas,
même en ce monde, chère enfant, car pour l'autre tu y
es assurée d'une bien belle place !... Que d'heureux de
la terre alors envieront ton sort.

. . . .
. . . .

Baronne Daumesnil.

---

*Lettre du grand chancelier de la Légion d'honneur (1) à la
générale baronne Daumesnil à l'occasion de la mort de
sa fille Mme Louise Morizot, née Daumesnil.*

Paris, le 5 décembre 1863.

Madame la Surintendante,

J'apprends à l'instant même le funeste malheur qui
vient de vous frapper, et je ne veux pas attendre plus

(1) L'amiral Hamelin.

longtemps sans venir vous témoigner toute la part que je prends à votre immense chagrin.

J'ai été à même d'apprécier souvent toute l'étendue de votre tendresse pour la jeune femme si douce et si accomplie qui vient de vous être ravie d'une manière aussi funeste qu'imprévue, et mon cœur s'associe entièrement à vos douleurs de mère.

Je donne avec empressement mon autorisation à ce que le service fait pour le repos de l'âme de votre chère enfant soit célébré dans la chapelle de la maison impériale, et je vous prie de faire connaître le jour et l'heure auxquels aura lieu cette cérémonie.

Recevez, Madame la surintendante avec l'expression de tous mes regrets, l'assurance de ma considération très distinguée :

Pour le grand chancelier :

Le Secrétaire général,

Général MAIZIÈRE.

Lettre du maréchal Pélissier, duc de Malakoff, gouverneur de l'Algérie, à la baronne Daumesnil, surintendante, à l'occasion de la mort de sa fille, Mᵐᵉ L. Morizot.

Alger, le 12 décembre 1863.

MADAME LA BARONNE,

J'étais bien loin de m'attendre à l'affreuse nouvelle que m'apporte votre lettre du 5 de ce mois. Je vous sais gré de ne pas m'avoir réduit à la règle commune *des parts*, mais vous me permettrez de regretter votre laconisme, car je sais votre malheur et j'ignore absolument comment cette pauvre Louise a été enlevée !

La maréchale qui l'avait connue et appréciée a été

aussi sympathique que moi à cette triste communication, et confond ses meilleures condoléances à celles de votre vieil ami.

MARÉCHAL PÉLISSIER,
duc de Malakoff.

————————

Rome, février 1871.

A Monsieur Morizot, receveur des finances à Montargis.

MON CHER JULES,

Avant de vous donner les détails que j'ai promis de vous envoyer sur Rome, laissez-moi vous dire à quel point j'admire la façon dont vous agissez en ces si tristes moments envers notre pays ; mais le gendre de Daumesnil pouvait-il faire autrement ! Thérèse et moi avons été émues en lisant votre lettre ! Comment votre maison remplie de Prussiens vous avez payé l'hospice, les petits rentiers, les pauvres gens et sauvé des centaines de mille francs aux finances ! De plus vous avez été pris comme ôtage, et quand je songe que vous avez passé deux jours sur cette locomotive ! Thérèse pleurait en pensant qu'il ne s'en est peu fallu que vous soyez fusillé : Il est à souhaiter que tous les receveurs de France prennent modèle sur vous, mais, hélas, combien y en a-t-il déjà qui ont fui !

Nous nous plairions à Rome, Thérèse et moi, si nous n'étions éloignées de mes enfants, de vous, et si nous ne savions notre pays si malheureux !

Tout le monde est rempli d'égards et d'attentions pour nous. Je vous citerai en première ligne la famille Deshorties de Beaulieu dont nous avons la visite tous les jours, puis les princesses de Solms Braunfels, belle-sœur et nièce de l'ex-roi de Hanovre, la duchesse de Northumberland, les princesses Pignatelli, la baronne de Schomberg, la comtesse Killmansegge qui promène beaucoup Thérèse (1) et qui l'a conduite dernièrement au magnifique couvent des pères Jésuites « le Gésu ». Là, cette chère enfant a eu l'honneur et le bonheur d'être présentée au révérend père Beckx, le général, qui a été parfait pour elle et lui a donné des images. Puis Thérèse a communié un autre jour sur le tombeau de saint Pierre, ce qui a ravi son âme si pieuse ! C'est une bien grande consolation d'avoir votre fille auprès de moi, elle est si tendre, si bonne, si remplie de soins dévoués. Comme sa pauvre mère en serait fière si elle la voyait, et quel mari accompli il faudra pour apprécier un tel trésor !

Il y a peu de temps nous sommes allées au Vatican car nous avions une audience particulière de Sa Sainteté Pie IX. J'avais mis mon grand cordon de surintendante ainsi qu'une mantille de dentelle noire, car les femmes ne sont pas admises en chapeau auprès du Saint-Père. Tout le long des galeries les suisses m'ont porté les armes ; figurez-vous qu'ils sont très bien costumés, comme du temps de Guillaume Tell ; les dessins ont été faits par Michel-Ange. Nous avons attendu dans une salle remplie de cardinaux et de gardes-nobles, puis, enfin, nous avons été admises auprès de cette grande figure du xixe siècle, Pie IX ! Sa taille est élevée, son visage est rempli de bonté, de finesse, et sa parole a cette facilité d'élocution italienne.

Sa Sainteté a daigné me dire un mot gracieux sur Daumesnil, puis Thérèse et moi lui avons demandé sa bénédiction pour nous et notre famille. Il a dit alors : « Oui, pour vous et tout ce qui vous est cher, et particulièrement à l'heure « de la mort ». Puis le Pape nous

(1) La Vicomtesse de Clairval,

a donné sa main à baiser, j'ai remarqué qu'elle portait une mitaine de laine blanche.

Quelques jours après nous avons été admises en audience solennelle, cette fois ; nous faisions partie des dames étrangères qui offraient un baldaquin au Saint-Père. C'était la princesse Elisabeth de Solms Braunfels qui conduisait la députation. Malheureusement le Saint-Père s'est exprimé en italien ; j'ai cependant compris à peu près le sens de ses paroles, et j'ai vu qu'il parlait avec bienveillance de notre pauvre pays. Il a comparé la France à un vaisseau battu par la tempête, mais qui avait toujours son étoile au-dessus de lui, et que Dieu ne le laisserait pas périr, etc., etc. On a raconté une anecdote sur le Saint-Père qui vous prouvera son esprit ; c'était la veille de la fête de Saint-Pierre ; on installait des lustres sur la place du Vatican entre les colonnades qui s'y trouvent ! Pie IX était à la grande loggia entouré de quelques cardinaux pour voir les préparatifs de la fête. Tout à coup un lustre tombe, puis deux puis trois. Il se retourne alors vers les prélats, et dit : « Nardi est-il ici ? O...?... R... ? (Cardinaux qui passaient dans Rome pour être jettators (mauvais œil). On répond : « Non, Saint-Père. » Alors il dit avec sa bonne gaieté : *Allora ce noi chi si siamo,* (c'est nous qui le sommes.)

Maintenant, que vous dirais-je sur Rome par elle-même qui n'a été dit et cent fois raconté, mieux que je ne saurais le faire ! Lorsqu'on y arrive, que l'on entre dans ses rues, la plupart étroites, sales, mal pavées, et où flottent aux fenêtres de misérables haillons, on y est saisi d'un sentiment de complet désenchantement : mais, peu à peu cette impression défavorable disparaît et se change en admiration à mesure que l'on visite ses églises, ses palais, ses musées splendides, en un mot tous ces restes antiques, toutes ces merveilles qui vous y attendent.

La ville éternelle assise en partie sur un sol en pente plus ou moins rapide et qui justifie ainsi son nom de ville aux sept collines présente, de ces hauteurs, aux regards avides du voyageur, d'admirables points de vue.

Du Pincio, par exemple, qui la domine, c'est un panorama féerique.

Rendez-vous du monde élégant et du peuple même, très nombreux surtout les jours de musique, le Pincio est à Rome la seule promenade qui puisse être comparée aux Champs-Elysées, et qui bien que moins vaste, lui soit très supérieure par son incomparable situation. On s'y rend par une route ou allée montueuse bordée d'arbres, ornée d'un côté par un talus de gazon parsemé de plantes exotiques, de l'autre par une espèce de rempart au-dessus de jolis jardins. Au pied de ce rempart se déroule la ville immense avec ses dômes, ses coupoles, puis au loin la verte campagne, parsemée de belles ruines, enfin les Apennins souvent couverts de neige et qui brillent aux rayons du soleil comme un cercle de diamants pour encadrer le tableau. Tout cet ensemble de choses splendides dès l'abord, joint à l'admiration des brillants équipages, comme des nombreux promeneurs qui circulent ou s'asseyent sous les frais et embaumés ombrages du Pincio, en font, je le répète, un rendez-vous unique, pour les amateurs des beautés de la nature, de la vie distrayante et salubre tout à la fois, car il ne faut pas oublier la base du bien-être que l'on goûte dans ce lieu de délicieux farniente : le plus beau des ciels qui vous y attire, la plus douce des températures qui vous y retient.

Maintenant, passons à quelques détails sur Rome elle-même, cette ville toute pleine d'anciens souvenirs, de statues, de tableaux sans nombre comme aussi sans prix ; Saint-Pierre et le Vatican seuls suffiraient à occu-

per une vie entière, et ces fontaines, et ces riches musées, et ces ruines qui en disent plus à elles seules que
les plus savantes pages d'histoire !

Et ces villas par lesquelles nous commencerons, en
citant : la villa Ludovizi, remarquable par ses plafonds
où se trouve l'original de ce beau sujet, l'Aurore et la
Nuit, tant de fois reproduit par la gravure ; par ses chefs-
d'œuvre de sculpture et par ses magnifiques jardins ; la
villa Pamphili Doria, située à une très petite distance
de la ville ; on y arrive par une route en spirale qui rappelle celle de Lucerne ; au milieu de la demi-lune qui
annonce l'entrée principale, est un bel arc de triomphe,
entouré de chaque côté d'une énorme grille en fer habi-
lement travaillée ; ce sont ces portes circulaires qu'ont à
prendre les visiteurs à l'arrivée et au départ.

Le parc, immense, est admirablement dessiné et boisé ;
la vue y est splendide, car, non seulement on y découvre
Rome avec ses basiliques et ses restes de magnificence,
mais la vaste campagne se déploie encore sous le regard
et le ravit.

Les eaux abondantes qui serpentent et coupent le
parc en tous sens ne se présentent pas moins là pour y
être admirées. Ce sont elles qui entretiennent ces petites
fontaines plus jolies les unes que les autres, véritables
surprises au détour d'une allée ; ce sont elles qui font
jaillir de ce magnifique aqueduc, ces belles nappes d'argent qui s'étendent de distance en distance marquées
par des arrêts en pierre, d'anciennes et curieuses sculptures.

Ce sont elles qui rafraîchissent ces vastes prairies
émaillées de fleurs, violettes, marguerites, anémones
dont les enfants, répandus eux-mêmes sur ces vertes
pelouses, rapportent de si beaux bouquets à leur mère.

A la villa Borghèse, je me suis trouvée plus particulièrement en contemplation devant quelques ravissantes

sculptures : la Daphné du Bernin et la jolie Pauline de Canova. Que n'aurais-je pas à signaler encore, mais quelle tâche serait la mienne et quelle plume il me faudrait emprunter ?

Quant aux églises de Rome, leur nombre est immense : plus que de jours dans l'année (1). On peut seulement s'arrêter aux plus remarquables ; pas une qui n'ait son cachet particulier et ne recèle un trésor d'architecture. Et ce Vatican, palais traditionnel de papes dont la magnificence et la grandeur sont au-dessus de toutes les descriptions. L'église Saint-Pierre, placée au premier rang de toutes, semble ne devoir plus laisser de place ni de termes à l'admiration.

Cependant, Sainte-Marie Majeure est une autre merveille par la richesse de ses plafonds, les peintures de ses dômes et ses sculptures.

Saint-Pierre *in Vincoli* (2), visité spécialement pour le *Moïse* de Michel-Ange, son chef-d'œuvre. Moïse vient de briser les tables de la loi ; impossible de mieux rendre le courroux exprimé sur le visage ; les muscles des bras et des mains sont également d'une vérité admirable.

Saint-Paul-hors-les-Murs, d'un style moderne bien au-dessous de Saint-Pierre comme architecture, surtout, est cependant très remarquable par la grandeur de ses dimensions ; ses colonnes en marbre, d'un seul bloc ; ont une grosseur gigantesque. Les colonnes placées en ligne, de chaque côté de l'édifice, comme pour le soutenir, semblent une garde d'honneur aux yeux fascinés du visiteur.

Il en est deux plus remarquables encore que toutes les autres qui s'élèvent de chaque côté d'une des splendides chapelles ; elles sont d'un seul morceau de lapis-

(1) Environ 450.
(2) **Aux liens.**

lazzuli, avec des ornements d'or, le tout surmonté de sujets impossibles à décrire.

Dans une des chapelles latérales il est à remarquer deux autels tout en malachite.

L'église du Gésu, ravissante, resplendissante aussi ; mais comparativement aux précédentes, je la nommerai bonbonnière ; celle-ci a des bancs et semble habitée, tandis que Saint-Paul, par exemple, vide de toute espèce de siège, est froide et rappelle les temples protestants. Saint-Stephano *in Rotondo*, où se trouvent les tombeaux des martyrs avec des peintures à fresques représentant leurs supplices.

Sainte-Prudentienne, église la plus ancienne de Rome.

Sainte-Marie-Majeure où se trouvent encore quelques planches de la crèche de Notre-Seigneur. A la Santa Scala, escalier du prétoire, Thérèse et moi avons eu le bonheur de monter à genoux ce saint escalier, et notre émotion a été grande en apercevant les taches du sang de Notre-Seigneur !

Sainte-Croix de Jérusalem, église qui a été bâtie quand sainte Hélène a rapporté la vraie croix dont il y a aussi un clou. Enfin, mon cher Jules, je m'arrête, car j'ai les yeux horriblement fatigués ; un autre jour je continuerai mes descriptions, je laisse la plume à Thérèse qui va vous raconter comme elle s'occupe de ses peintures et quels jolis types d'Italiennes on trouve ici.

Je vous envoie mon bien affectueux souvenir, mon cher gendre.

Baronne DAUMESNIL.

Baptême de Mlles Thérèse Morizot et Blanche Daumesnil.

En 1853, deux des petites-filles de la baronne Daumesnil, Thérèse Morizot (1) et Blanche Daumesnil (2), ondoyées en 1851, furent baptisées à la chapelle de la Légion d'honneur avec une grande pompe. L'abbaye de Saint-Denis avait prêté un superbe bassin d'or, de magnifiques aiguières et des vases sacrés pour la circonstance. Les chanoines de l'abbaye, un clergé nombreux, la famille, les invités, toute la maison de Saint-Denis assistaient au baptême.

Après la cérémonie, il fut distribué des centaines de boîtes de dragées aux élèves, et les pauvres n'ont pas été oubliés.

SAINT-DENIS

Ville de Saint-Denis, toi qui des rois de France
Conserve la dépouille, comme un Dieu qu'on encense
N'entends-tu pas le soir dans le calme des nuits,
Un souffle, une prière par ces puissants esprits ?
N'entends-tu pas aussi dans ce lieu rempli d'ombre,
De ces fronts couronnés qui se courbent en nombre,
            L'idée s'évaporer
Comme un doux bruit d'oiseau qui déploirait ses ailes
            Avant de s'envoler !

R. Anderlé Afchain.

(1) La vicomtese de Clairval.
(2) La baronne Fririon,

VINCENNES — SAINT-DENIS

Vincennes, Saint-Denis ! O cloître ! O citadelle !
L'un plein de jeunes fleurs, l'autre de vieux canons,
Du brave Daumesnil, de sa veuve fidèle
Vous proclamerez les deux noms !
La France confia ses soldats héroïques
A la Jambe de bois, cœur d'or et bras de fer,
Exemple des vertus guerrières, stoïques.
On sait comme il garda ce dépôt noble et fier.
Et la France, aujourd'hui, remet leurs jeunes filles
Sous la main qu'en mourant pressa le général,
Afin qu'après dix ans, ce trésor des familles,
Plus riche et plus parfait, retourne au toit natal.
Vincennes, Saint-Denis ! O cloître ! O citadelle !
L'un plein de jeunes fleurs, l'autre de vieux canons,
Du brave Daumesnil, de sa veuve fidèle
Vous glorifierez les deux noms !

ÉMILE DESCHAMPS.

Aumoniers de Saint-Denis

MM. l'abbé Gauthier, 1810-1814.
l'abbé Huet, 1814-1847.
l'abbé Bernet, 1819-1820.
l'abbé Renouvin, 1820-1821.
l'abbé d'Anjou de Boisnautier, 1822-1824.
l'abbé Laveran 1824-1846.
l'abbé Nicod, 1846-1851.
l'abbé Guesnier, 1851-1861.
l'abbé Dufour, 1861-1870.
l'abbé de Rénémesnil 1870-1900.
l'abbé Bréffy, 1900.

Pasteurs protestants.

MM. Verne 1855-1859.
    Abric Encontre 1860-1872.
    Robin 1872.

Aumôniers d'Ecouen.

MM. l'abbé Amaury, 1860-1862.
    l'abbé de Verdalle, 1861-1875.
    l'abbé Dubois-Lacroix, 1875-1880.
    l'abbé Poulain, 1880-1885.
    l'abbé Couraud, 1885-1893.
    l'abbé Nicolas, 1893-1895.
    l'abbé Mélinge, 1895-1900.
    l'abbé Desclefs, 1900.

Aumôniers des Loges.

MM. l'abbé Pavard, 1860-1867.
    l'abbé Coste, 1867-1868.
    l'abbé Graillat, 1868-1873.
    l'abbé Pouy, 1873-1875.
    l'abbé Alix d'Yénis, 1875-1883.
    l'abbé Desrues, 1883-1891.
    l'abbé Bon, 1891-1894.
    l'abbé Féron, 1894.

Médecins de la Maison de Saint-Denis

MM. Vergez, 1808-1825.
    Alard, 1825-1850.
    Longet, 1850-1871.
    Foissac, 1871-1881.

Parrot, 1881-1883.
Bouchut, 1883-1891.
Le Roy des Barres, 1891.

Écouen.

MM. Longet 1860-1871.
Le Roy, 1871-1890.
Gros, 1890.

Les Loges.

MM. Lamarre 1860-1887.
Lamarre fils, 1887.

Grands chanceliers de la Légion d'honneur.

Le comte de Lacépède du 3 fructidor an XI au 1er avril
1814 et du 1er avril au 1er juillet 1815.

L'abbé de Pradt, archevêque de Malines du 7 avril 1814
au 31 janvier 1815.

Le vicomte de Bruges, du 13 février au 20 mars 1815.

Le maréchal Macdonald, duc de Tarente, du 2 juillet 1815
au 23 août 1831.

Le maréchal Mortier, duc de Trévise, du 11 septembre
1831 au 28 juillet 1835.

Le maréchal Gérard, du 4 février 1836 au 17 mars 1839
et du 24 octobre 1842 au 19 mars 1843.

Le maréchal Oudinot, duc de Reggio, du 17 mars 1839
au 22 octobre 1842.

Le général Subervie, du 19 mars au 23 décembre 1848.

Le maréchal Molitor, du 23 décembre 1848 au 28 juillet
1849.

Le maréchal Excelmans, du 15 août 1849 au 22 juillet
1852.

Le maréchal Ornano, du 13 août 1852 au 28 mars 1853.

Le général Lebrun, duc de Plaisance, du 26 mars 1853
au 21 juillet 1859.

Le maréchal Pélissier, duc de Malakoff, du 25 juillet 1859
au 21 novembre 1860.

L'amiral Hamelin, du 24 novembre 1860 au 25 janvier
1864.

Le comte de Flahaut, général de division, du 27 janvier
1864 au 4 septembre 1870.

Le général Vinoy, du 6 avril 1871 au 28 février 1880.

Le général Faidherbe, du 28 février 1880 au 28 septembre
1889.

Le général Février, du 10 octobre 1889 au 5 décembre
1895.

Le général Davout, duc d'Auerstædt, de décembre 1895
à 1901.

Le général Florentin, 1901.

————————

« Le Matin », 7 octobre 1900

UNE QUERELLE A PROPOS DE LA MORT DE SAINT DENIS.

La neuvaine de Saint-Denis. — A la basilique. — Où est mort
saint Denis. — Où est-il enterré ? — Saint-Denis contre
Montmartre. — La butte découronnée. — Thèse religieuse
et thèse laïque.

Selon un très antique usage, les fidèles et plus encore
les curieux, à partir du 9 octobre, prendront part au
pèlerinage de Saint-Denis. Il a beaucoup perdu de son
ancien prestige. Nous sommes loin des grandes fêtes
auxquelles il donnait lieu.

Mais c'est une occasion de plus de parler de ce bon

saint Denis, entre tous populaire pour la façon originale dont il porta entre ses mains sa tête décapité. Puis, vraiment, il est le patron de la turbulente colline. Il y est mort.

En êtes-vous bien sûr? M. Julien Havet songe à retirer cette gloire à l'orgueilleuse Butte.

La thèse de M. Julien Havet.

Pour être originales, les conclusions que tire l'auteur des *Questions mérovingiennes* n'en sont pas moins appuyées sur des recherches scientifiques que le monde des savants discute sans les infirmer. La bibliothèque de l'Ecole des Chartes, une revue d'érudition qui fait loi, leur donne l'autorité de sa reproduction. Elles vont susciter sur la Butte une révolution.

Selon la tradition la plus ancienne, saint Denis, premier évêque de Paris, subit le martyre au village de *Catulliacus*. Ce lieu est aujourd'hui la ville de Saint-Denis-sur-Seine. La légende qui place le martyre de saint Denis à Montmartre, et qui explique ce dernier nom par *Mons Martyrum*, est une fable imaginée par l'abbé Hilduin au ixe siècle.

« Le tombeau de saint Denis se trouvait au même lieu de *Catulliacus*, sur le bord de la voie romaine, à l'endroit où s'éleva jusqu'au siècle dernier le prieuré de Saint-Denis de l'Estrée. C'était un monument en forme de *cône* ou de *pyramide*.

« Au ve siècle, à l'instigation de sainte Geneviève, le clergé du diocèse de Paris construisit, au-dessus de ce tombeau, une église ou *basilique* dont le monument forma l'autel. Cette église fut placée sous l'autorité de l'évêque de Paris et desservie par des clercs séculiers. C'est elle que Grégoire de Tours mentionne en plusieurs endroits de ses écrits, sous le nom de *basilica sancti Dionisi.* Le jeune Dagobert, fils de Chilpéric, y fut enterré en 580.

« En 623, en 624, ou dans les premiers mois de 625, sous le règne de Clotaire II, son fils Dagobert, roi d'Austrasie, fonda, en l'honneur de saint Denis, à quelque distance et à l'est de la basilique qui renfermait le tombeau du martyr, le célèbre monastère où ont été enterrés la plupart des rois de France. C'est à ce monastère que se rapportent de nombreuses chartes mérovingiennes dont le texte et souvent même les originaux nous sont parvenus.

« Le mardi 22 avril 626, le même Dagobert fit enlever du tombeau de saint Denis les reliques du martyr et les fit transporter dans l'église abbatiale, où elles furent conservées depuis lors.

« La basilique de l'Estrée, dépouillée de ces reliques, garda une existence indépendante, comme église *séculière*, et probablement *paroissiale*, au moins jusqu'au ixᵉ siècle. A une époque indéterminée, entre le ixₑ et le xiiᵉ siècle, elle fut acquise par l'abbaye de Saint-Denis et transformée en prieuré. Elle continua d'être honorée comme le lieu de la première sépulture de saint Denis, jusqu'au temps ou Mabillon lui contesta, *mal à propos*, ce titre à la vénération des fidèles.

La thèse hardie du savant, qui n'est faite pour plaire ni aux dispersés du *Chat Noir* de Salis, ni aux habitués du *Moulin Rouge*, ni aux fidèles pieux du Sacré-Cœur, n'a pas l'appui du clergé de Paris qui prend parti pour Montmartre et sa légende populaire contre les adeptes de l'Ecole des Chartes, et cette science « spéciale » qui n'hésite pas à solliciter de M. Anatole Barthélemy, au nom de la *Numismatique*, d'apporter dans la question un témoignage décisif, et qui, pour mieux détruire la poésie de la vieille croyance, en appelle à l'autorité de Jules Quicherat contre le bénédictin Mabillon.

La querelle entre prêtres et laïques va-t-elle s'apaiser un instant ?

La réplique de l'abbé Clément.

L'abbé Maurice Clément qui, avant d'être admis à l'Ecole des Chartes, fut à Arcueil un élève du Père Didon, est aumônier de la maison d'éducation de la Légion d'honneur de Saint-Denis. Il place dans le débat scientifique sa note personnelle, qui est aussi celle d'un érudit. Pour les lecteurs de l'*Eclair*, il veut bien se départir de sa réserve silencieuse :

— « J'ai bien connu M. Julien Havet. C'était un travailleur acharné que je rencontrais souvent à la Bibliothèque nationale quand j'allais y préparer ma thèse. Il est mort tout jeune, déjà dans l'éclat de la gloire Comme il le dit lui-même, « il ne faut pas prétendre arriver en ces matières à une certitude rigoureuse ; les textes sont trop rares et trop peu précis pour permettre d'asseoir autre chose que des conjectures. »

« J'aurai bien garde de prononcer *Credo*. Mon archevêque, le cardinal Richard, tient pour la légende du « Vieux-Paris », et pour le saint mystère de la salle souterraine de la Butte-Montmartre, découverte en 1611, que la piété des fidèles n'a point abandonné encore. Pour débaptiser Montmartre qu'il ne tient plus pour la montagne des Martyrs, M. Havet ne consent point à admettre qu'un *seul* et *même* nom français puisse avoir à la fois *deux* étymologies latines. La seule qu'il reconnaisse pour *vraie* est *Mons Mercurii*, la montagne de Mercure ; et pour détruire une « hérésie » de la science, bien respectable tant elle est antique, il s'appuie sur un texte bien ancien aussi, la *Chronique de Frédegaire*, qui affirme qu'au viiᵉ siècle Montmartre s'appelait *Mons Mercure.*

« Hilduin n'avait point la science de M. Havet, qui le lui fait bien voir. J'ai été surpris de la sévérité de son jugement, quand il le compare à ces auteurs *qui appliquent leurs efforts à donner au théâtre ou dans le roman des restitutions archéologiques plus ou moins heureusement exécutées.*

« N'est-il point curieux qu'il puisse nous faire la description du monument élevé à Saint-Denis, sur le lieu *même* du martyre du héros chrétien ? Etait-ce le mausolée que la noble Catula, dont le zèle évangélique ne trouva point grâce devant les découvertes du savant, aurait fait élever dans la partie ouest de la ville de Saint-Denis, qui pieusement s'insurge aujourd'hui contre les droits de Paris ? Vous pouvez voir encore à la jonction des rues Catulienne et de la Charronnerie un dernier vestige de la *Basilique,* qui abritait le tombeau : c'est un vieux grand mur, couvert d'affiches administratives. Face à cette relique historique s'élève la belle église de Violet-le-Duc qui est aujourd'hui la paroisse Saint-Denys-de-l'Estrée.

« Ce qui ne saurait être contesté par personne, c'est que le diocèse de Paris célèbre tous les ans la fête de l'*Invention des reliques de saint Denis.* M. Havet nous en donne la date précise, et Dom Doublet nous a fait dans un style original le récit de ce long cortège d'évêques, de seigneurs et d'*infinité de peuple* qui, *ce jour-là,* suivait le roi de France. Les longues théories des mosaïques de Ravenne où défilent, sans fin, les yeux perdus dans l'azur, de graves et doux personnages, pourraient donner une idée du spectacle qu'offrit la traversée de la ville par la voie qui est aujourd'hui encore la plus importante et la plus animée de la cité, la rue de la République.

« Le livre que prépare mon confrère l'abbé Duperron, héritier du cardinal Duperron, dont il porte le nom avec autant de savoir que de distinction, parviendra-t-il à résoudre une énigme qui vient de jeter l'émoi parmi les antiquaires et les savants ? Peut-être.»

Le chef de saint Denis.

Saint Denis a-t-il été enterré à Saint-Denis, a-t-il été enterré à Montmartre ? A-t-il été enterré à Saint-Denis après avoir été décapité à Montmartre — qui serait bien ainsi le mont des Martyrs ? Ce n'est pas nous qui prononcerons. Ces choses sont très anciennes ; et nous avons assez de mal déjà à nous débrouiller dans des histoires infiniment plus récentes.

Nous n'ajouterons qu'une nouvelle. Le cardinal Richard a demandé à M. Roujon de replacer dans les mains du saint la tête qu'un obus allemand a enlevée en 1871.

Le « Matin », 13 octobre 1900.

L'AFFAIRE DE SAINT-DENIS. — NE SERAIT-CE POINT BACCHUS ?

A propos de la neuvaine. — L'apôtre des Gaules. — Histoire sacrée et légende. — Thèses contradictoires. — Le Saint-Denis chrétien. — Métamorphose du paganisme. — La théorie de M. Charles Sellier.

La voilà bien l'Affaire, la nouvelle Affaire, qui peut durer autant que l'autre, et comme l'autre, laisser les adversaires irréductibles. Elle a surgi à propos de la neuvaine de saint Denis qui se célèbre en ce moment. Nous avons publié une page de M. Havet sur le tombeau du saint et l'érudite réplique de son contradicteur l'abbé Clément.

8***

Saint Denis peut se vanter — et après si longtemps, c'est un titre de gloire — de ne pas nous laisser indifférents. Pour avoir soulevé cette question, il nous est arrivé plusieurs lettres dont deux méritent d'être retenues.

La première a trait aux lieux de supplice et de sépulture du saint. Elle réfute, sur certains points, l'opinion de Julien Havet.

« *La mort de saint Denis.*

« Dimanche 7 octobre 1900.

« Monsieur le Rédacteur,

« Permettez-moi de relever dans votre « Actualité » d'hier quelques erreurs, qui, certes, ne proviennent point de vous, mais de Julien Havet.

« Tout d'abord, au temps de saint Denis, le village de Catulliacus, ou mieux Catolacum, n'existait pas encore. C'était alors une agglomération de fermes, autour d'un château appartenant à une dame Catula, ou plutôt Catola, laquelle ne se convertit au christianisme que plusieurs années après la mort de saint Denis, et encore fut-ce à la suite d'une vision.

« M. Havet discute ensuite sur l'origine du mot : « Montmartre » disant qu'il n'admet pas deux étymologies pour un seul mot. En cela, je suis complètement de son avis. Mais, ne lui en déplaise, la Butte a porté le nom de *Mons Mercurii* jusqu'au vie siècle et non jusqu'au ixe. C'est, en effet, quelques années après la mort de Clovis, en 515 environ, qu'on a commencé à l'appeler *Mons Martyrum*, d'où Montmartre.

« On ne peut non plus faire dériver Montmartre de *Mons*

Martis. Il y avait bien, dans les environs de Lutèce, un temple dédié à Mars, mais celui-ci ne se trouvait pas sur la butte. D'aucuns le placent sur le mont Valérien actuel. Je ne vais pas jusque-là ; mais rien n'autorise à supposer un temple dédié à Mars sur la butte.

« Où saint Denis a-t-il été martyrisé? « Ils furent trouvez en l'église dite Notre-Dame-des-Champs et menez devant le prévost *Fescennius.* De là, ils furent conduitz en la prison de Glancine (du nom du geôlier Glancin), laquelle est située en l'isle du Palais ; puis fouettez de verges... jetez au feu et traînez sur le Mont Mercure, où ils furent décapitez. » Le supplice de saint Denis et de ses compagnons ne se fit pas bien entendu en un seul jour ; mais il y eut un assez long intervalle entre leur premier interrogatoire et leur décapitation.

« Ce temple de Mercure à la porte duquel ils furent exécutés se trouvait à mi-côte de la butte et avait été bâti peu de temps après l'occupation de la Gaule par les Romains. C'est là qu'est aujourd'hui la rue Antoinette.

« Saint Denis « prit alors sa teste dans ses mains jusqu'à deux mille d'iceluy, en un lieu où demeurait une dame Catule » (aujourd'hui Saint-Denis de l'Estrée) où, de nuit, une dame Laerce ou Laercie, d'accord avec ladite dame Catule, l'ensevelit.

« Enfin, le tombeau de saint Denis se trouvait bien sur la voie romaine ; mais le premier monument commémoratif y élevé ne fut ni en forme de cône, ni en forme de pyramide. Ce fut une simple chapelle en bois consacrée par saint Trophyme, évêque d'Arles et venu de là exprès, sur laquelle « celui-cy écrivit le nom, la passion, le pays et martyre des saincts, au tombeau, tant qu'il en peut graver, afin que cela servist de mémoire à la postérité ».

« Permettez-moi d'ajouter que ce n'est pas à une époque indéterminée : entre le IXe et le XIIe siècle, comme dit

feu Havet, mais exactement en 1133, que l'abbaye de
Saint-Denis fut convertie en prieuré.

« Daignez agréer, monsieur le rédacteur, toutes mes
excuses pour ces quelques rectifications, ainsi que
l'assurance de ma parfaite considération.

« Louis COURBE. »

TABLE DES MATIÈRES

CHAPITRE VII

CHAPITRE VIII

CHAPITRE IX

CHAPITRE X

CHAPITRE XI

CHAPITRE XII

CHAPITRE XIII

CHAPITRE XIV

CHAPITRE XV

TABLE

DES

NOTES ET PIÈCES JUSTIFICATIVES

Paris. — Société française d'Imprimerie et de Librairie.

www.ingramcontent.com/pod-product-compliance
Lightning Source LLC
Chambersburg PA
CBHW071855020726
47502CB00003B/760